U0001073

骨科延壽密碼

戴念國 ——著

幹細胞再生醫學權威暨骨科名醫

老而彌堅不是夢，
再生醫學掌握自體修復的關鍵！

目錄

【推薦序 1】 **再生醫學的技術，突破過去的極限**

／吳濬哲 ················ 011

【推薦序 2】 **再生醫學，對老年骨科帶來重要的解方**

／陳建良 ················ 013

【推薦序 3】 **細胞輔助療法，促進組織再生／戴念梓** · 017

【自序】 **軟骨、神經可以再生，這就是再生醫學** ····· 021

【前言】 **再生醫學透過細胞活化來改善健康** ········· 025

第**01**章 常見骨科疾病保健
治療迷思

迷思❶ 偏頭痛、暈眩等問題不是腦循環就是耳部問題

引起的？ ················ 032

迷思❷ 引起疼痛或手腳發麻的是骨刺，骨刺就是骨頭

嗎？照 X 光一定可以看到？ ········· 034

迷思❸ 骨質疏鬆就是缺鈣嗎？骨泥是水泥嗎？運動就

能逆轉骨質疏鬆嗎？ ········· 036

迷思❹ 脊椎是直的，腰痠背痛是因為脊椎側彎？ ···· 038

CONTENTS

迷思❺ 脊椎滑脫會導致腰部殘廢？ ⋯⋯⋯⋯⋯⋯ 040

迷思❻ 長短腳或骨盆歪斜，造成了下背疼？ ⋯⋯⋯ 043

迷思❼ 最好避免跑跳或上下樓梯，以免讓膝關節磨

損受傷？ ⋯⋯⋯⋯⋯⋯⋯⋯⋯⋯⋯⋯⋯⋯ 044

迷思❽ 足跟長骨刺只能手術處理？ ⋯⋯⋯⋯⋯⋯⋯ 045

迷思❾ 關節磨損退化是隨運動或年紀不可避免的，磨

損退化了就要少用或要置換關節？ ⋯⋯⋯⋯ 047

迷思❿ 頸椎疼痛退化是「低頭族」無法避免的宿命？

⋯⋯⋯⋯⋯⋯⋯⋯⋯⋯⋯⋯⋯⋯⋯⋯⋯⋯ 049

迷思⓫ 五十肩無法預防？有了就要長期復健才能好？

⋯⋯⋯⋯⋯⋯⋯⋯⋯⋯⋯⋯⋯⋯⋯⋯⋯⋯ 051

迷思⓬ 膠原蛋白可以改善骨關節毛病？ ⋯⋯⋯⋯⋯ 053

第 02 章　骨關節健康，決定你可以活到幾歲

維持活動平衡，骨關節與肌力都重要 ⋯⋯⋯⋯⋯⋯ 056

退化性關節炎，常致關節疼痛 ⋯⋯⋯⋯⋯⋯⋯⋯⋯ 057

🦴 目錄 ────────────

軟骨無神經，更新修復緩慢 ⋯⋯⋯⋯⋯⋯⋯⋯ 058

膠原蛋白減少，將加劇變形 ⋯⋯⋯⋯⋯⋯⋯⋯ 060

第 **03** 章　改善骨關節退化發炎治療五大策略，置換人工關節老套了

休息與消炎藥 ⋯⋯⋯⋯⋯⋯⋯⋯⋯⋯⋯⋯⋯ 064

復健與物理治療 ⋯⋯⋯⋯⋯⋯⋯⋯⋯⋯⋯ 065

運動治療 ⋯⋯⋯⋯⋯⋯⋯⋯⋯⋯⋯⋯⋯⋯⋯ 067

手術治療 ⋯⋯⋯⋯⋯⋯⋯⋯⋯⋯⋯⋯⋯⋯⋯ 074

再生醫學在骨關節炎治療的應用 ⋯⋯⋯⋯⋯ 076

第 **04** 章　再生醫學原理，是現代醫學的救贖？

現代傳統醫學範疇 ⋯⋯⋯⋯⋯⋯⋯⋯⋯⋯⋯ 082

自然醫學的重要 ⋯⋯⋯⋯⋯⋯⋯⋯⋯⋯⋯⋯ 084

再生醫學是全新的學門 ⋯⋯⋯⋯⋯⋯⋯⋯⋯ 086

CONTENTS

第 **05** 章　幹細胞的故事，成體幹細胞應用潛力無窮

骨髓、脂肪和血液，成體幹細胞來源 ·················· 096

脂肪幹細胞，數量與生長因子成分最多 ··············· 098

第 **06** 章　愛美人士避之惟恐不及的脂肪，竟是啟動再生醫學的關鍵

脂肪是好營養，還是壞營養？ ····················· 108

脂肪是好組織，還是壞組織？ ····················· 112

脂肪組織，再生醫學的大糧倉 ····················· 115

自體脂肪再生細胞，須經純化處理 ·················· 116

第 **07** 章　SVF 細胞輔助療法，從自體找到修復寶藏

超音波震盪，SVF 細胞活性佳 ····················· 122

SVF 臨床用於全身各系統疾病 ···················· 124

目錄

第 **08** 章 **SVF 細胞輔助療法如何實現骨科再生醫學**

SVF 再生醫學技術大幅突破 ······················ 128

膝蓋骨關節炎治療五項策略 ······················ 131

第 **09** 章 **細胞治療產業新紀元——細胞應用產業的現況與展望**

細胞來源組織採集相關技術規範，至關重要 ··········· 145

再生醫學，為新冠肺炎治療帶來曙光 ·············· 149

亞太首例，自體脂肪幹細胞移植困難傷口 ············ 150

細胞治療，糖尿病足皮膚再生 ·················· 151

第 **10** 章 **骨科疾患再生密碼**

帕金森氏症有機會逆轉 ······················· 154

CONTENTS

CONTENTS

脖子卡卡（頭暈眩、手腳發麻）——脊柱神經微創
再生醫學 ·· 156

腰部卡卡（用錯力、背好痠麻）——椎骨微創再生
醫學 ·· 160

下肢卡卡（常磨損、膝蓋腫脹）——膝關節微創再
生醫學 ·· 162

髖骨卡卡（屁股痛、行動困難）——髖骨骨折微創
再生醫學 ·· 167

肩膀卡卡（冰凍肩、上臂痠痛）——五十肩微創
再生醫學 ·· 172

皮膚卡卡（久缺損、傷口不癒）——慢性困難傷口
再生醫學 ·· 176

【附件】特管辦法啟動台灣細胞治療新時代 ·········· 183

【推薦序 1】

再生醫學的技術，突破過去的極限

　　戴念國醫師是我在台北榮總當運動醫學科主任時的學生，他從住院醫生開始我就發現他有外科醫師的天分與對醫學的執著。今天他將多年所學和長期國內外經驗，寫出這本《骨科延壽密碼》，身為念國老師的我實屬欣慰。

　　再生醫學是一個全新的學門，骨科再生醫學更是解決過去骨關節老化損傷的全新技術與觀念。人的一生要活就要動，骨骼肌肉神經系統的健康是成功的核心與關鍵，我們要解決和促進的也在於此。治療骨關節疾患的方式已經日新月異，但基本的方法與精神沒有大的改變，但再生醫學的出現是完全不同的突破，因為是採用了近十年來細胞科技的進步使然。技術的進步不只是技術的進步，其實所有的觀念

也已經在改變。以前認爲無法挽回的問題，若能提早治療與預防，在再生醫學的精神下，絕對可以避免最嚴重的情況發生。而嚴重的情況發生時，因再生醫學的技術也能幫助與突破過去的極限，帶給病人無窮的希望。

台灣醫療在世界領先是有目共睹的，醫療除了技術還有管理，其實還有產業的支持。再生醫學是一個巨大與未來的產業，而醫療產業醫師是重要的關鍵絕對不能缺席，更要積極的參與研究與臨床的實踐。在這再生醫學時代來臨的時刻，戴念國醫師承先啟後，幹細胞的臨床科學與研究，從博士開始就研究了十多年，更難得的是他始終在臨床醫學領域堅守崗位，到現在還積極跟我學習，充分發揮從不懈怠。今天爲這本《骨科延壽密碼》寫序，希望大家能在此書當中得到健康長壽的祕訣。

前中山醫院院長　吳濬哲

【推薦序 2】

再生醫學，對老年骨科帶來重要的解方

依據經濟學人力資本理論與實證，一國經濟成長階段與平均餘命正向相關，和人口成長率反向相關。循此，全球各主要國家經濟發展進程，都朝著人口老化的方向前進；台灣自不例外。人類老化的主要病徵是骨關節退化、心血管與動脈阻塞，以及神經系統病變。所幸經濟成長過程與醫學發明同步日新月異，許多學門專注於延緩老化過程帶來的病變，致力使老年生活也得以自在無拘；晚近迅速發展的再生醫學，就對老年骨科帶來重要的解方。

再生醫學是一個全新的學門，先進國家多將其發展列為重點醫藥產業政策。有別於傳統醫療以外在方式治療病灶，再生醫學強調細胞科學與預防醫學的技術與觀念，特點是透

過自體組織修復協助病人康復。其中，細胞與基因療法領域發展最速，已多應用於臨床治療；目前當紅的新冠肺炎疫苗，就是基因治療方法的應用實例。

有鑑於再生醫學在尖端科技應用領域急遽擴展，道德考量與法規協調也必須與時俱進，日本政府於 2015 年設置「國立研發法人日本醫療研究發展機構」，直接隸屬於總理內閣大臣，以因應高齡化社會所需的醫療領域研發，確保法規設計與政策研擬能趕得上再生醫學發展。台灣的衛生福利部也於 2018 年公告「特定醫療技術檢查檢驗醫療儀器施行或使用管理辦法」，為細胞治療技術設定管理範圍，使台灣的再生醫學發展與世界潮流接軌。從社會發展的角度來看，再生醫學領域的創設與擴展，可以同時達到提升國民健康、促進產業發展和降低高齡照顧成本三贏局面，也是具有國際競爭發展潛力的醫療產業新藍海，值得國內醫藥產、官、學、研各界攜手共進。

戴念國醫師是專業骨科醫師，多年來持續投身再生醫

學領域研究發展。他從臨床醫療進入研究領域再回饋臨床應用，結合醫學工程和組織工程，以治療特殊傷口和關節炎的醫療技術發明，於民國 106 年獲得國家新創獎的殊榮。戴醫師行醫不忘進修研究，擁有陽明大學醫學工程碩士和中興大學化工博士，目前就讀國立暨南國際大學新興產業策略與發展學位學程，攻讀第二個博士學位。戴醫師依循古訓，不僅立志要醫未病之病，更要實踐上醫醫國的崇高理想。他總結多年來行醫研究心得著述《骨科延壽密碼》，書中除了再生醫學的科學專業之外，也有產業政策的相關論述，敬供各界卓參指正。

　　有感於戴醫師視病猶親的仁心仁術，並以著書立說追求行醫濟世的理想，謹以此序表達我對戴念國醫師的深切期許。

國立暨南大學管理學院院長　**陳建良**

【推薦序 3】

細胞輔助療法，促進組織再生

我自取得整形外科專科醫師後，旋即前往英國進修皮膚組織工程，在博士進修期間，早上培養細胞，下午研發生物材料，然後再把細胞移植到生物材料上，最終成功研發出了人造皮膚，讓我取得了博士學位，也成就我與細胞科學的第一次接觸。

2015 年新北市不幸發生了八仙塵爆 500 人大量燒傷意外，為了挽救這些年輕病人的性命，我國向歐美購買了 70 萬平方公分的大體皮膚，另外，日本也捐贈了自體皮膚細胞培養的技術，二者皆成功的救治絕大多數的傷患，這是我與細胞再生醫學的第二次接觸。

2018 年 9 月衛生福利部發布特管辦法，開放自體免疫

細胞、自體脂肪幹細胞、自體骨髓間質幹細胞、自體纖維母細胞及自體軟骨細胞等六類細胞治療技術。三軍總醫院把握時機，立即成立細胞治療中心，全力推動細胞再生醫學。我有幸擔任三總第一任細胞中心主任，也通過衛福部審查成為全台第一位執行自體脂肪幹細胞治療慢性困難傷口的醫師，臨床結果證實自體脂肪幹細胞確實可以成功治癒慢性困難傷口，這是我與細胞再生醫學的第三次接觸。

多年以來，再生醫學的技術與產品開發以細胞組織工程研究為核心，時至今日，細胞與基因醫學已經成為醫學的現在進行式，也被公認為突破現今醫療困境的必然方法及希望。台灣目前已經站上再生醫學的制高點，未來如何能更穩健、快速的發展與管理細胞再生醫學並且與世界接軌，現在正是最關鍵的時刻。

戴念國醫師是我的弟弟，他從台北榮總接受完整骨科專科醫師訓練，又在國內外知名醫學機構進修研究，在骨科醫學、化學工程、再生醫學等領域，學有專精且見解獨到，

並曾獲國家新創獎的殊榮。自三年前開始，他與澳洲研究機構合作研發應用最新之自體脂肪基質血管部分（SVF）的萃取技術，其專利技術獨步全球，能在不使用酵素處理的情況下，僅花一小時即可分離出 SVF，其中富含脂肪幹細胞、血液幹細胞、血管周細胞與大量的胞外基質生長因子，具有促進組織再生的能力，可應用於再生醫學、美容醫學，尤其是有助於膝關節軟骨的再生與修復。現今得知念國不辭辛勞，著書傳世，身為長兄甚感欣慰與佩服，特書此序以為鼓勵與紀念。

細胞治療權威暨三軍總醫院教授　**戴念梓**

【自序】

軟骨、神經可以再生，這就是再生醫學

從進醫學院的第一天開始，就覺得醫學是如此的浩瀚，各科分類與各種疾病再加上各式的治療。行醫近 30 年，過程中一直在找尋解決疾病的方法，研究治療原理與突破極限的地方。漸漸了解所有的問題與醫學的發展，即使是我們一位渺小的醫生，也能參與其發展與進步，這是何等的榮幸。

在行醫與學習的過程中，一路上向許多醫界大師學習，內心是非常的感恩與感謝。從國防醫學院畢業進入台北榮民總醫院，展開了人生重要的骨科專業醫學訓練開始，能跟全國最優秀的老師學習是一生的福分。研究所學習過程同時也看到了醫學發展的進程，了解到醫學的理論是如何被打破再被建立。住院醫師時代，教科書寫著軟骨是非常難以再生，

神經是無法再生的。而今天軟骨絕對可以再生，神經也一樣可以再生，這就是再生醫學。

再生醫學不是一句話「組織可以再生」就結束了，它是一個全新的領域，因為它的精神是回歸自然，如何運用上天給我們的健康身體，來交互支援組織再生，就是再生醫學的精神。人的身體好像地球一般，有的地方乾旱、有的地方大洪水、有的地方非常的寒冷、有的地方極度炎熱，但是地球的平均溫度卻是幾乎固定。其實這就像人的身體，每個地方、組織老化損傷的程度都不同，有些組織不容易生長、有些組織不容易修復。但如果像地球一樣把多的水分運到缺乏的地方，就可以解決生存問題與減少災害的發生，但這都是大工程。人的身體也一樣，再生醫學就是把生長因子、營養與健康細胞轉移到缺乏的組織，促進其再生的能力，這是絕對做得到的，但一樣是非常高的科技，因此再生醫學才在這近十年突飛猛進，這都是拜科技進步所賜。無論多麼高的科技，醫生要使用這些科技的時候，中心思想與原則依然不變，都是要達到生理心理與社會的平衡與提升，讓我們的生

活品質更好，這是再生醫學的目的與未來。如何做到又為什麼能做到，這就是本書希望闡明的地方。

　　骨科再生醫學是再生醫學中安全且有效的入門科，也可能是所有再生醫學的示範科。希望此書能為再生醫學的發展與進程有一點點的貢獻。

【前言】
再生醫學透過細胞活化來改善健康

2025 年台灣將邁入超高齡社會，每 5 人就有 1 人是 65 歲以上的老人，統計推估台灣到西元 2050 年，髖部骨折人數將從每年 10 萬例增加 1 倍達 20 萬例，預估約有三成患者在受傷後 1 年內死亡，而造成跌倒最大的原因就是「下半身肌力不足」。骨關節炎的關節疼痛直接造成活動不便進而造成肌力不足，肌力不足的活動不良進一步造成關節不穩定，而使關節進一步損傷退化，如此便形成惡性循環難以挽回。

現代傳統醫學、自然醫學與再生醫學形成了現在與未來醫學治療重要方向與策略。現代傳統醫學是根據過去科學的原理與生命醫學的應用，維持人體生理甚至心理上的恆定，

利用醫藥與外科手術，將疾病用消除對抗法將其移除，維持生命恆定的方法。而自然醫學的方法則講究平衡，也是達成恆定的方法，平衡跟恆定成為因果互為表裡。自然醫學的精神無所不在，喪失自然醫學的觀念與精神，現代傳統醫學就缺了一大塊。醫學很難完整的切割，領域互相的重疊也互相各有擅長。如現代傳統醫學中的營養學，我們依然可以把它區分在自然醫學，因為你不必用到特殊的藥物與特殊的手術來去除疾病、維持健康。至於再生醫學則是一個全新的學門，再生醫學其中的醫療理論基礎，完全不同於過去的西方傳統醫學，但可以相輔相成。因此我們可以說現代傳統醫學的科學理論與技術是再生醫學的基礎，而自然醫學的自我強化從自身做起則是再生醫學的精神。

世界各國均將生醫政策列為國家重點發展的產業，在科學技術的飛快發展與臨床需求大量增加情況下，因著細胞與基因療法領域迅速發展，使其成為法規協調發展最困難領域之一。日本政府為了因應未來超高齡化社會的許多問題，致力促進醫療領域的研發與進步，於 2015 年設置國立研發法

人日本醫療研究發展機構（AMED）來改善再生醫學的研發現況與藥物醫材法規科學的研究，發展應用科學來協助政府針對特定管理項目來制定相關政策及法規。目的是爲了促進再生醫學發展的計畫更臻完善，讓法規與政策與時俱進，以適應發展迅速的再生醫學領域，確保法規的更新能完全配合再生醫學發展。2018 年衛生福利部公告「特定醫療技術檢查檢驗醫療儀器施行或使用管理辦法」修正條文（簡稱特管辦法），將 6 種安全與有效性可預期之細胞治療項目，歸類爲特定醫療技術進行管理。在細胞療法大勢所趨的浪潮，生技業者和醫療產業蓄勢待發，將使再生醫學順利造福人群，持續發展使台灣醫療能維持領先地位。

幹細胞的研究被認爲開始於 1960 年代，目前在人類 3 種已知常見可獲取的自體成體幹細胞來源是：骨髓、脂肪組織和血液。脂肪幹細胞具有數量多、活性高，並易於獲取的優點。脂肪組織中含有豐富的脂肪幹細胞、血液幹細胞、微血管上的血管周細胞（pericyte）與大量的胞外基質生長因子，這些細胞也會在移植處，分化爲新的細胞。具有促進組

織再生的能力，可使用於再生醫學，提高受體組織細胞的活性，與促進身體健康需求的應用。

SVF（Stromal Vascular Fraction），學名「基質血管部分」，是從患者自體抽取的脂肪組織中分離出的有效成分，含有多種具有修復功能的細胞與細胞生長因子等混合物形成的細胞群材料。脂肪組織可以調控能量與代謝、炎症反應和免疫反應的作用，已被認為是一個內分泌器官。脂肪還是具有多向分化潛能的多功能細胞的來源之一，這些多功能細胞就存在於脂肪組織的基質血管部分中。特殊 BeStem® Stromed 技術通過超音波震盪獲得的 SVF 細胞，不須膠原蛋白酶的處理，除分離效率與安全性更高外，還有較佳細胞的活性和分化能力。

2019 年《腦科學》雜誌（Brain Sciences）中歐洲科學家發表的一篇文章表明，一名 48 歲的男性中風患者，嚴重到小腦損傷和左椎動脈幾乎完全閉塞。中風後即使經過 2 年每天的物理治療也無法走路，接受自體 SVF 治療 24 個月

後，開始騎自行車。文獻中 SVF 幹細胞在骨關節炎患者中具有巨大的組織再生潛能。此外，SVF 和脂肪幹細胞已在臨床上用於治療多發性硬化症、慢性心肌缺血、急性呼吸窘迫綜合徵、克隆氏症等全身各系統疾病。搭配 SVF 技術的快速、多功能與不浪費的特色，再結合各大幹細胞廠的 GTP 實驗室，儲存或進一步細胞純化培養，將有機會整合醫療能量，並帶動或促進幹細胞再生醫學產業鏈上中下游的發展，使病患有更多後續的治療機會。

一般如何執行骨關節再生醫學呢？以膝關節為例，輕度與中度退化患者可以使用血小板 PRP（自體增生療法）保養，可以減緩與停止快速惡化過程，來預防膝關節的嚴重退化與人工關節的置換風險。而重度關節炎患者，先以微創關節鏡手術，解決長期膝關節退化損傷的各種物理性與化學性問題，再加上脂肪幹細胞或軟骨細胞治療，或 SVF 細胞輔助來有效發揮再生醫學作用，如此，有望使軟骨再生和修復，讓疼痛和炎症獲得緩解，而避免人工關節手術。

第 **01** 章

Orthopedics Life Extension Password

常見骨科疾病
保健治療迷思

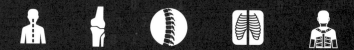

　　一般人以爲骨科疾病就是骨頭本身不適所發生的問題，事實上，許多常見的疾患，竟然與骨科有關聯，以下是一些常見迷思的破解，有相關困擾的人，必須要詳細了解。

迷思❶
偏頭痛、暈眩等問題不是腦循環就是耳部問題引起的？

　　解說：偏頭痛、暈眩當然是跟頭部有關，但問題不只如此。

　　頭部也分內外，組織還分神經、血管、骨骼關節。這些不適常常跟很多腦部顱骨內外血管神經與頸椎肌肉的問題相關，一樣會造成偏頭痛。醫學上所指的「偏頭痛」具有許多的特徵，而頭痛一邊只是其諸多特徵之一而已。女性的患者要比男性患者多，而亞洲人患者要比白種人少。偏頭痛可以是一種「搏動性」的頭痛，會有像血管搏動的規律性。通常疼痛發生在頭的一邊，也常出現在前額、兩側、頭頂、後頭

部，甚至眼眶後方位置。患者經常有噁心、嘔吐的現象，並
且還會怕光、怕吵，也常伴隨著許多神經系統的症狀，如：
單眼或雙眼的視力模糊、閃爍的光點或線條等。另外，像一
側的肢體無力、感覺異常、暈眩等等，這些併發症很像是腦
部短暫缺血的症狀，嚴重的話，也有可能造成腦中風。

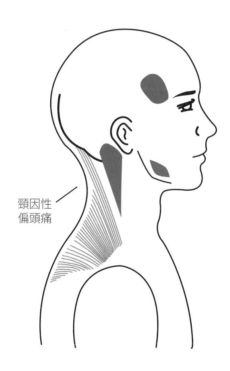

頸因性
偏頭痛

▲圖 1-1　**偏頭痛**

　　造成偏頭痛的原因很多，有遺傳的因素，也有許多誘因會引發症狀，像是壓力大、月經、失眠、吸菸，甚至某些食物也會引發偏頭痛，像味精、酒精等。還包含了頭部一些神經、血管、化學物質的相互作用。當接觸到某些刺激，神經、血管會產生反應造成腦部血管收縮時，就可能造成一些神經性的症狀。頭部的血管擴張時，就產生搏動性的疼痛。

　　另外，顱骨與頸椎關節肌肉的問題，像頸椎退化性關節炎與頭頸部慢性筋膜炎也會造成偏頭痛。此時再生醫學對於修復神經、血管、韌帶與筋膜就有重要影響。

迷思❷
引起疼痛或手腳發麻的是骨刺，骨刺就是骨頭嗎？照 X 光一定可以看到？

　　解說：骨刺最常見的原因是骨關節炎或退化性疾病造成的關節損傷。全身可動關節包含脊柱之間的關節軟骨，會隨著年齡的增長而磨損，而類風濕性關節炎、紅斑性狼瘡和痛

風也會損害關節。骨刺經常在關節或肌腱受傷後形成,當身體在骨骼關節韌帶受損時,它會嘗試通過在受傷區域添加骨骼來修復的結果,就是會產生無用甚至有害的骨刺。

　　骨刺的症狀在通過 X 光檢查尋找疾病之前,病患可能不會意識到自己有骨刺,只有骨刺在壓迫神經、肌腱或身體其他結構引起不適時,才會令患者感覺到受影響的關節疼痛或僵硬。如果骨刺壓迫脊柱神經、手臂或腿部,則會出現無力、麻木或刺痛與肌肉疼痛痙攣。若有腫塊出現在手和手指

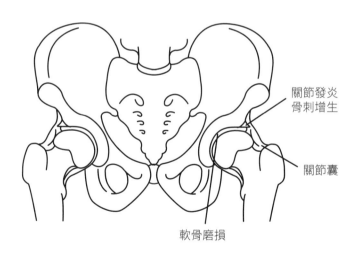

關節發炎
骨刺增生

關節囊

軟骨磨損

▲圖 1-2　骨刺生成位置圖

上也可能是骨刺，此時若繼續鍛鍊受影響的關節，症狀可能
會變得更糟。骨刺也可能會斷裂並卡在關節空腔中，這種叫
做「游離體」（free body），卡在關節中間會使關節退化、
發炎更爲嚴重。因此骨刺常常引起疼痛或手腳發麻，但骨刺
不只是骨頭，它還包含變肥厚的骨關節韌帶與纖維組織，由
於也會圍繞在神經與血管周邊並引起壓迫。

　　一般而言，骨刺在 X 光下大部分時間是可以看得見的，
但韌帶與纖維等軟組織增生伴隨骨刺所造成的壓迫現象，需
要核磁共振（MRI）的檢查才能清楚可見。

迷思❸

骨質疏鬆就是缺鈣嗎？骨泥是水泥嗎？
運動就能逆轉骨質疏鬆嗎？

　　解說：骨頭是身體的支架，骨質就是支架的內涵，而骨
頭的成分 88% 是鈣質，12% 是膠原蛋白，因此說骨質疏鬆
就是缺鈣，此話只對了八成。老人家骨質疏鬆，其實鈣質要

補充，蛋白質也要補充。

　　所謂的骨水泥是指能運用在醫療上骨頭損傷與缺損，用於治療補充上，或黏合人工關節與骨頭的材料。醫療用的骨水泥的成分其實有許多，主要分為：可吸收材料或不可吸收材料。可吸收材料骨水泥有鈣質成分或膠原蛋白等，不可吸收材料也有壓克力成分或其他化學合成成分的。由於材料不同特性也不同，用法用途也不同。

　　例如：脊椎壓迫性骨折常使用椎體成型術治療（Vertebroplasty），就是所謂的灌骨水泥。一般會將一種不可吸收的聚甲基丙烯酸甲酯（PMMA，俗稱骨水泥）的醫療壓克力材料注入椎體骨折損傷處，待骨水泥於椎體內硬化後，可使骨折處得到良好的支撐，進而減緩患者的疼痛。但其硬度相較於周邊椎體高出非常多，臨床上會造成臨近上下節椎骨再骨折高達 1/3 的可能性。再生醫學可以採取含鍶鹽與氫氧磷灰鈣的可吸收促進骨生長物質，再混以聚甲基丙烯酸甲酯，達到支撐骨損傷並促骨再生，同時減少骨水泥過硬的問題，並還可以增加操作時骨水泥黏稠度，減少了骨水泥滲出與進入血管的風險。

　　至於運動，絕對可以加強骨質的密度與蛋白質的強度，所以運動也是可以逆轉強化骨質疏鬆的，但要正確的運動才不會造成運動傷害，以免得到反效果。

迷思❹
脊椎是直的，腰痠背痛是因為脊椎側彎？

　　解說：脊椎是直的、也是彎的，其實脊椎正面是直的，所以從外觀來看，人是左右平衡的。但由於人從出生到發育的過程，會產生一系列的脊椎初級與次級的彎曲變化。從側面來看，人要把頭抬起來要把腰直起來，就產生後彎的角度。而胸椎與骨盆則是向腹側彎曲產生一個空腔，就是我們的胸腔與腹腔。所以，脊椎側面是一個具有生理學健康自然的彎曲型態。

　　脊柱側彎患者脊椎有不正常的脊柱曲線，常會伴隨脊椎旋轉的一種狀況。因此造成脊椎正面呈現 S 型、C 型等的形狀，而非垂直左右平衡。

　　脊柱側彎的原因，可分爲結構性及非結構性兩種。結構性脊柱側彎症原因在於脊椎本身變形，只有矯正治療脊椎本身才能改善，其中特發性脊柱側彎占 80%，通常開始於 10 到 13 歲兒童，好發於身體快速發育成長的青少年時期。

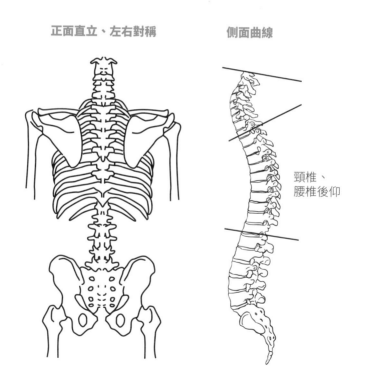

正面直立、左右對稱　　　　　側面曲線

頸椎、
腰椎後仰

▲圖 1-3　**正常脊椎正面直立、左右對稱**

　　還有肇因於其他特定病因，例如神經肌肉病變、退化、感染、腫瘤等等。非結構性脊柱側彎症，則是由於姿勢不良、長短腳、骨盆傾斜與肌肉痙攣等原因次發產生脊柱形變，在躺下來時候會消失，故又稱「姿勢性脊柱側彎」或「功能性脊柱側彎症」，只要姿勢不良原因改善了，側彎自然恢復正常。

　　各種肌肉痠痛與姿勢不良會引起姿勢性脊柱側彎，而結構性脊柱側彎症也同樣會造成肌肉痠痛與姿勢不良，因此如何治療脊柱側彎，便首要了解肌肉痠痛姿勢不良的原因與脊柱側彎的本質。

迷思❺

脊椎滑脫會導致腰部殘廢？

　　解說：所謂脊椎滑脫症是指腰部椎體往前或往後位移，大部份患者因為長期姿勢不良、久坐、重覆性用力彎腰及習慣性駝背，使得腰椎肌肉韌帶等軟組織和小面關節受損退

化、不穩定鬆脫，導致腰椎滑脫。也有脊椎滑脫患者是因外力傷害，造成椎弓斷裂或先天脊骨發育不良所導致。

脊椎滑脫的病徵在站立和行走的時候，因為重力的關係，椎體不穩定向前或向後滑動，引發腰部的肌肉痠痛，同時，神經也因椎體不穩前後拉扯與關節韌帶不當增生壓迫神經而產生下肢麻痛無法緩解，因此也會造成相當大的痛苦產生所謂的殘障。

腰椎側面前彎及後仰的動態 X 光檢查，可以查明滑脫的部位及不穩定程度。另外還有左右側 45 度角的腰椎 X 光檢查，可以看出椎弓是否斷裂，或只是退化而產生鬆脫的小面關節。當病人有神經壓迫症狀時，必須進行核磁共振檢查，來了解神經根受壓迫的部位及嚴重程度。

脊椎滑脫症在症狀輕微者可藉保守療法而獲得改善，包含臥床休息去除重力讓背部肌肉鬆弛，加速肌肉復原減少痠痛，再輔以肌肉訓練強化肌肉健康。消炎藥物治療包含非類固醇消炎藥、止痛藥及肌肉鬆弛劑，但藥物常有其副作用造成肝腎胃的損傷並非好的治療方式。復健治療如接受熱療及電療方式，促進肌肉血液循環，也可以緩解痠痛，但常無法

持久與根治問題。而外科手術治療用於嚴重的病人,可以獲
得比較好的效果來解決問題但有其風險。至於,骨科神經再
生醫學,則可以搭配傳統醫學使用,或用於不願手術或無法
手術的病患。手術目的是神經減壓,以解除神經壓迫,再以
補骨及內固定達成腰椎穩定。再生醫學搭配手術用於幫助補
骨促進骨融合與加強神經肌肉萎縮再生。

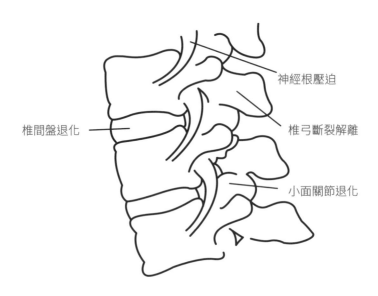

神經根壓迫

椎弓斷裂解離

小面關節退化

椎間盤退化

▲ 圖 1-4 　脊椎滑脫解剖病理圖

迷思❻
長短腳或骨盆歪斜，造成了下背疼？

　　解說：人體的結構講究平衡、講究支撐、講究彈性、講究強度，而骨盆與脊椎與四肢的結構，就是講究以上的原則。當長短腳的發生，也就是左、右下肢長度不同，或者是有長度不同的感覺，其原因有許多，例如：骨頭損傷，或因先天不良造成發育的過程不同，而造成長短腳。還有，因為上下關節或肌肉的病變，或姿勢不良產生跛行的現象，而造成有長短腳的感覺發生，其實骨頭長度並無改變。骨關節的形變與姿勢不良，也會向上向下影響周邊關節，甚至產生連鎖效應，而造成下肢痠痛與下背痛。

　　長短腳、骨盆傾斜與肌肉痙攣等姿勢不良的原因會造成非結構性脊柱側彎症，也就是所謂的姿勢性脊柱側彎。脊柱側彎造成關節受力不平均，活動角度不良，長此以往造成肌肉拉傷、韌帶受損發炎、關節退化不穩與骨刺增生，甚至壓迫神經，如此一來問題就越來越嚴重。因此必須改善姿勢不良的原因，以避免惡性循環問題加重。要改善長短腳、骨盆

傾斜與肌肉痙攣等姿勢不良問題就要從問題根本來解決。

迷思❼

最好避免跑跳或上下樓梯，以免讓膝關節磨損受傷？

　　解說：是否要避免跑跳與上下樓梯來保護膝關節，這個觀念確實有點太過保守。人生跑跳是一個能力，也是一個養生之道，上下樓梯甚至也是一種訓練。但若有正確的運動觀念與相關知識，就可以在有計畫的情況下進行運動鍛鍊。若盲目亂練，當然可能會造成運動傷害！

　　運動健身的核心目的是提升體適能，增進強化骨關節肌肉神經系統健康，進而保護關節避免退化。而注意運動安全減少運動傷害則是基本要求，因此要依據個人興趣、健康需求及臨床問題，而有不同的運動建議。每個人都要給以專業醫學特定的運動評量方法與建議，這就是「運動處方」的精神。

　　運動治療能獲得一般的生理、心理和功能益處。股四頭肌強度的提高還可以減輕膝關節疼痛，有助於預防和減少關節疾病。運動也可以減輕壓力，降低心臟病風險，降低血壓，幫助控制體重，有助改善糖尿病。

　　因此要如何強化膝關節呢？可以先進行室內的股四頭肌訓練，可強化下肢肌肉又避免拉傷，再進行有氧運動強化心肺功能，接著，進行平面跑步避免中老年人的無謂關節損傷，如此循序漸進的正確訓練才是訓練的精神，否則不如不要訓練，正常起居即可。整體來說就是，強壯的肌肉保護韌帶，健康的韌帶保護關節軟骨表面，維持正確轉動姿勢與過程，避免關節不當角度磨損。

迷思❽
足跟長骨刺只能手術處理？

　　解說：足跟骨刺疼痛疾病可以說就是所謂的足底筋膜炎，發生率高達人群的 10% 到 15%，其中有 1/3 的患者雙

腳都有症狀，而跑者罹患足底筋膜炎的比率更高達 22%，
因此，這是常見的問題，幾乎每個人都要注意。而足底筋膜
炎患者並不一定有足跟骨刺，其中 50% 的人合併有跟骨骨
刺，是因為過度使用、體重增加，或是足弓太低的情況下造
成足底支撐不足，足底筋膜不斷拉扯跟骨而產生了所謂的牽
引性骨刺。因此有許多人會因為足跟骨刺周圍的發炎，也就

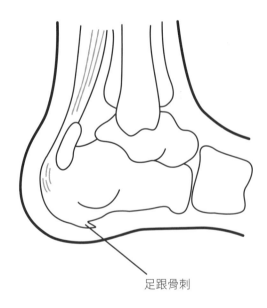

足跟骨刺

▲圖 1-5　足底筋膜炎足跟骨刺圖

是足底筋膜炎,而長期困擾。

那發生足跟骨刺要怎麼辦呢?是否要開刀呢?通常足底筋膜炎的症狀會持續超過 6 個月之久,九成以上的患者接受保守治療可以治癒。足底筋膜炎的診斷,除了詢問足底疼痛的病史,並利用壓痛、牽拉足底筋膜來確認疼痛的位置和原因。足部 X 光檢查可以確定重要病因或傷害,如骨刺、骨折等。可以用藥物與物理治療、休息復健等方法控制,但較好的治療方法是使用特殊足弓減壓鞋墊,耐用又不傷身體,可以產生足弓的支撐來保護足底筋膜又分散壓力,並不需要手術治療。其他的保守治療還包括:熱療、體外震波治療、高濃度血小板血漿注射等等。

迷思❾

關節磨損退化是隨運動或年紀不可避免的,磨損退化了就要少用或要置換關節?

解說:關節磨損退化雖然認為是隨著年紀不可避免的,

但如果正確的運動與保養，其實依然是可以避免甚至可以逆轉的，而最重要的精神則是用骨科再生醫學來貫穿整個預防、治療與逆轉的過程。

隨著年齡增長，全身關節也在持續磨損與退化，尤其承重關節例如：膝關節、髖關節、頸椎與腰椎關節。尤其膝關節磨損與退化問題會以持續嚴重的方向進行，直到完全損壞並造成生活極大的痛苦與不便。台灣一年約 16,000 人換人工膝關節來解決痛苦，所有病患都是不得已的狀況才接受如此治療，難道沒有預防或逆轉治療的方法嗎？答案是有的，其解決之道就是再生醫學。

那什麼是膝關節再生醫學呢？又將如何執行？簡單來說，膝關節輕度退化患者，除了正確的運動保養觀念外，可以直接使用血小板 PRP 合併玻尿酸注射以抗發炎恢復軟骨與組織健康。膝關節中度退化患者，可以使用微創膝關節鏡手術，將關節碎片與發炎組織清除，再輔以長期血小板關節治療，可以減緩遏止膝關節的快速惡化過程如軟骨細胞壞死，直接預防人工關節置換的風險。面對重度關節炎，已經是人工關節適應症患者，可以先減少有害的膝關節大量滑囊

發炎組織與軟骨碎片，再加上脂肪幹細胞、軟骨細胞、SVF
幹細胞等細胞輔助療法來再生軟骨等組織。2015 年澳洲
Dr.Wayne Thomas 等人在國際期刊發表結合無酵素分離過
程技術 SVF 細胞輔助、血小板 PRP，再加上適度的運動，
可以有效達成軟骨再生和修復，降低疼痛和炎症緩解，進而
避免人工關節手術。

迷思❿
頸椎疼痛退化是「低頭族」無法避免的宿命？

解說：「低頭族」會有很大的機會造成頸椎疼痛退化的
問題，其原因是身體結構長期不正常的受力使然，自然造成
關節的加速發炎與退化。頸椎關節一旦發炎與退化，會造成
結構的損傷、彈性的減少與疼痛的增加，更連帶造成周邊的
肌肉緊繃發炎與無力，進一步造成惡性循環的問題發生。

常見頸椎的退化性疾病是頸椎間盤病變。頸椎椎間盤連

接著椎體，使頸部可以活動同時也充當避震器的角色，隨著年齡增長與長期不正確的使用或外力的傷害都是產生頸椎間盤病變的原因，導致椎間盤退化和骨刺增生，韌帶的部份開始肥厚甚至於鈣化，因此脊椎腔和脊椎神經孔就變得狹窄，患者頸部開始痠痛，從肩膀、手臂到手指產生麻痛，精細的動作沒辦法做，走路腳步也越來越僵硬無力。

　　從詢問病史、症狀，詳細的神經學檢查，到頸椎 X 光檢查及磁振造影檢查（MRI）就可以看出是否產生骨刺，神經是否壓迫。除了影像檢查外，神經傳導及肌電圖檢查（NCV/EMG）也常被使用來了解神經損傷的程度與位置。病情若嚴重到影響生活品質或工作、保守治療無效或反覆發作時，才建議使用手術治療。手術的方法，不外乎減壓、骨融合術和鋼釘固定。手術仍有其危險性並有其極限，無法完全回復嚴重退化損傷所帶來的影響，但應當手術時依然需要下定決心。若手術後病患無法恢復，或病患不適合手術或不願意手術，甚至在手術前後，再生醫學都有其重要角色與幫助。

　　所謂的宿命，其實是一個警訊，讓我們檢討與找尋解決問題的方法。我們要跳脫「低頭族」的頸椎病困擾，讓自己

生活得更健康，避免嚴重問題發生。

迷思⓫
五十肩無法預防？有了就要長期復健才能好？

解說：五十肩顧名思義是 50 歲上下的民眾常發生肩膀疼痛而無法活動舉高與施力的問題。原因是由於是 40-50 歲時肩部關節開始循環不良，關節外肌肉與關節內組織的發炎造成肩部疼痛，一旦採取休息不動的治療措施，反而造成關節囊沾黏與攣縮，甚至可能進入高達兩年肩膀無法上舉的疼痛不便期。

要如何預防呢？其實，只要雙手互握，舉高至頭頂一天兩次即可，就算肩部在輕微發炎期也可以做此活動，就可以有效預防五十肩（也就是冰凍肩）的問題發生。

其實五十肩是一種自限性的疾病，放輕鬆簡單的復健雖然可以自行恢復，但恢復期有可能長達兩年，一般病患難以

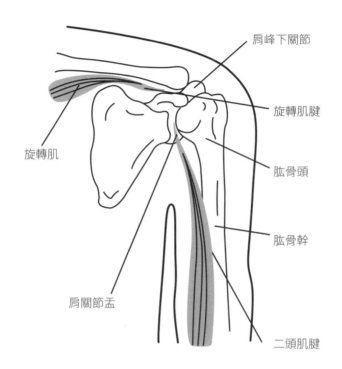

肩峰下關節

旋轉肌腱

肱骨頭

肱骨幹

二頭肌腱

旋轉肌

肩關節盂

▲圖 1-6　**肩部解剖圖**

忍受長時間的煎熬。有部分的五十肩病症，很可能伴隨旋轉
肌腱韌帶的破裂，如果這樣就需要手術治療來縫合韌帶，同
時去除肩峰骨刺增加肩部空間來減壓。此時肩關節的再生醫
學可以用血小板 PRP 與玻尿酸促進韌帶修復與保護磨損。

迷思⑫

膠原蛋白可以改善骨關節毛病？

解說：骨頭的成分中有 12% 是膠原蛋白，關節軟骨成分也有大量的第二型膠原蛋白，因此膠原蛋白絕對是骨關節的重要成分與營養。膠原蛋白肽鏈產生特殊的三股螺旋結構，保證了它的機械強度。膠原蛋白還會形成膠原纖維，膠原纖維在生物體內交織成富有機械強度和彈性的網狀結構，成為皮膚、軟骨等結締組織最基本的組成成分。

膠原蛋白占哺乳類動物總蛋白質約 20% ，它有很強的伸張能力，是韌帶的主要成份，也使皮膚保持彈性，而膠原蛋白的老化，則使皮膚出現皺紋。至今約有 28 型膠原蛋白被發現，在人體超過 90% 的膠原蛋白是一型膠原蛋白，軟骨的主要膠原成分則為二型膠原蛋白。

若要說膠原蛋白就可以改善骨關節的問題，這句話無法那麼簡化。由於人體很難直接吸收蛋白質或多肽，口服膠原蛋白幾乎都會在消化道消化成最小胺基酸後才被人體吸收，因此膠原蛋白幾乎無法直接吸收。如何正確的攝取膠原蛋

白,讓身體的膠原蛋白擁有健康的狀況,是醫、病都該努力的方向。

第 02 章

Orthopedics Life Extension Password

骨關節健康，
決定你可以活到幾歲

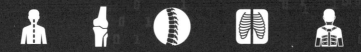

自 20 世紀 60 年代以來，80 歲以上人的死亡率每年下降約 1.5%。延長壽命的達成，完全歸功於醫療和公共衛生的進步，讓民眾獲得更均衡的營養和更健康的生活方式。雖然，有研究指出，細胞端粒長度限制了細胞與生物的壽命，但嚴格來說，目前人類壽命並沒有固定的理論限制，沒有固定的上限，也沒有固定的最大壽命。

維持活動平衡，骨關節與肌力都重要

然而研究指出，70 歲以上的老人多因為運動障礙症候群、腦血管疾病、失智症而被長期照顧著，其中運動障礙造成跌倒的死亡，占所有跌倒者的 1/3。因此，若能增加「肌力」，讓骨關節與肌肉有維持活動平衡的力量，就能延長健康壽命。

根據衛福部統計，台灣每年約有 46 萬名老人有跌倒的經驗，其中 13 萬人因跌倒受傷造成骨折、骨裂、扭傷、脫臼等等。女性跌倒機率比男性高，85 歲以後女性跌倒盛行

率達到 30%，男性則為 18%。老年人跌倒可能因此進入長期照顧系統，死亡機率也會大幅增加，由於臥床、行動困難，或體能下降導致肺炎、心臟功能下降、泌尿道感染、褥瘡等合併症增加了跌倒死亡率。

2025 年台灣將邁入超高齡社會，每 5 人就有 1 人是 65 歲以上的老人，統計推估台灣到了 2050 年，髖部骨折人數將從 10 萬例增加 1 倍達 20 萬例，預估約有三成患者在受傷後一年內死亡，而造成跌倒最大的原因就是「下半身肌力不足」。關節疼痛造成活動不便進而造成肌力不足，肌力不足而造成活動不良，甚至關節不穩定，而使關節進一步損傷退化，如此便形成惡性循環，情況急轉直下甚至難以挽回。

退化性關節炎，常致關節疼痛

關節疼痛最常見原因就是骨關節炎，它是一種由於關節軟骨合併關節囊發炎與組織缺損破壞而引起的關節疾病。最常見的症狀是關節疼痛和僵硬甚至變形。骨關節炎又以退化

性關節炎最為常見。最初可能僅在運動後發生，但隨著時間的發展，發炎情況會惡化，使症狀變得固定。其症狀可能包括：關節腫脹，運動範圍減少。若脊椎關節受到影響時，手臂和腿部可能造成無力，或疼痛與麻木。最常見的退化性關節是在膝蓋和髖關節以及頸部和下背部的關節及手指末端的關節。除退化與損傷外，異常的關節四肢發育、生活習慣與肥胖、性別都有影響，長短腳或從事粗重勞力工作的人發生機會更大。

關於跑步是否會造成膝骨關節炎，目前尚未發現在沒有受傷的情況下跑步，會增加患膝關節炎的風險。雖然鍛鍊身體有可能增加軟骨磨損，但是也因為增加了肌肉強度，強化了關節的保護、促進了循環與營養，使軟骨再生能力增加，因此若先強化肌肉再跑步，則是最佳訓練模式。

軟骨無神經，更新修復緩慢

在解剖生理學上，骨關節軟骨是包覆在關節面末端一層

光滑的結締組織，內有軟骨細胞與其產生的胞外基質，由糖胺聚醣、蛋白聚醣、膠原纖維等組成。軟骨是一種有彈性且光滑的彈性組織，像是一種橡膠狀的襯墊，覆蓋並保護長骨末端的關節處。它不如骨骼堅硬，但比肌肉堅硬得多，柔韌性也不一樣。軟骨分為 3 種類型：彈性軟骨、透明軟骨和纖維軟骨。軟骨組織內無血管與無神經，因此是透過關節液擴散原理將營養提供給軟骨細胞。關節軟骨受重力壓縮或姿勢改變，產生關節液流動，使營養物質向軟骨細胞擴散。如此被動傳遞營養的模式，與其他結締組織相比，軟骨的更新更顯緩慢，修復變得非常困難，軟骨細胞在長期老化病變中也會死亡。

在病理機轉上，骨關節炎被認為是由於關節上的機械應力損傷和長期低度發炎產生過程所引起的，它隨著軟骨的喪失而越發嚴重。

軟骨內無微血管，因此，自我再生能力不足，造成修復困難。同時軟骨內無神經，因此磨損過程無明顯感覺而難以預防。一旦發生即進入退化的中、後期，而產生長期疼痛。疼痛可能會使運動量減少，再伴隨發生肌肉的萎縮甚至喪

失，而無法穩定關節，從而進入骨關節不穩 → 受損變形 →
退化發炎的惡性循環。

膠原蛋白減少，將加劇變形

　　膠原蛋白隨著軟骨的退化而減少，而關節處的骨骼兩
端組織則會增生骨刺，使關節處僵直、疼痛、發炎，並導致
軟骨繼續嚴重喪失與軟骨細胞的死亡，整個關節組織因此受
損至無法恢復。在骨關節炎發作期間，膠原蛋白基質會變得
更加混亂，並且軟骨內的蛋白聚醣含量同時會降低，從而降
低了滲透壓造成水份與蛋白質流失。沒有蛋白聚醣的保護作
用，軟骨的膠原纖維會降解，從而加劇變性、變形。

　　關節腔內膜和周圍關節囊的發炎反應也會同時發生，這
可能是由於軟骨的分解產物釋放到滑膜腔內，而關節囊內襯
的巨噬細胞試圖將其清除。關節的其他結構也會受到影響，
例如：關節外的韌帶變厚並纖維化、關節內的半月板受損破
裂……，所有這些變化都可能導致功能受影響，並且產生難

以忍受的疼痛症狀，因而難以避免的接受人工關節置換等
手術。

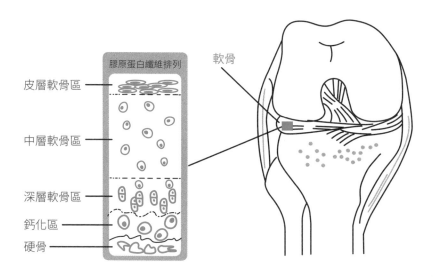

▲圖 2-1　膝關節組織圖

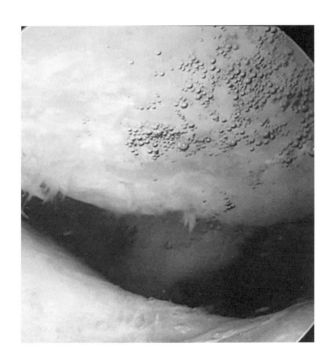

▲圖 2-2

膝蓋髕骨股骨關節在膝關節上下樓梯蹲站時會增加磨耗，軟骨磨損喪失。
可以見到軟骨損耗後軟骨下硬骨露出，產生疼痛。

第 **03** 章

Orthopedics Life Extension Password

改善骨關節退化發炎治療五大策略，置換人工關節老套了

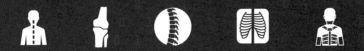

　　骨關節發炎，在過去無法避免它持續性的損壞，到最終必須走向置換人工關節的命運。其實，只要策略運用得當，最後情況是可以逆轉的。骨關節炎在治療上有五大策略：

休息與消炎藥

　　要阻止關節損傷發炎，休息少動當然可以減少疼痛發炎，但仍有其負面作用。對工作生活造成影響不便不說，肌肉萎縮、心肺功能降低，甚至精神為之低沉。而用藥物降低發炎反應，目前是治療方式的主流，但一樣有其負面作用。一般消炎止痛藥，普遍有傷腎、傷肝、傷胃的副作用，例如：止痛藥普拿疼（對乙醯氨基酚）是骨關節炎的一線治療。在 2015 年的一項研究發現，對乙醯氨基酚的短期益處卻產生對肝臟炎症的擔憂。對於發炎輕度至中度症狀，對乙醯氨基酚的療效類似於非類固醇抗炎藥（NSAID），但對於更嚴重的症狀，非類固醇抗炎藥可能造成更大的副作用，例如胃腸道出血。雖然目前有更好的選擇性非類固醇抗炎藥，

COX-2 選擇性抑製劑止痛，並且對胃腸道的不良反應發生率較低，但卻在心血管疾病如可能的心肌梗塞發生率較高，也更昂貴。少量單次類固醇局部注射在骨關節筋膜炎的治療，尚屬安全的範圍，可使短期疼痛獲得緩解，多次注射反而造成組織損傷與其他系統性問題。

在中醫藥治療部分，以 2013 年為例，退化性關節炎台灣患者接受中藥方劑治療中，中醫師開「獨活寄生湯」處方者有 2,427 人次（43.7%），占大多數。而「獨活寄生湯」有祛風濕、補肝腎、壯腰膝、補氣血，用於痺症，屬肝腎兩虛，氣血不足的藥理屬性及作用。至於，輔助性芳香療法應用在關節炎病患的文獻，則認為用薰衣草精油進行香薰按摩，可緩解膝蓋骨關節炎患者的疼痛，但是可能也只是短期之效。

復健與物理治療

復健醫學中，物理治療對於骨關節炎病患的治療使用非常廣泛，是利用聲、電、水、冷、熱、力、光等物理因子

（physical factor）來預防、診斷、治療病患，有別於藥物或手術治療。物理治療技術包含：電刺激、紅外線、震波、干擾波、雷射、振動器等儀器治療，鬆動術、深層按摩、淋巴按摩等徒手治療。對於骨關節炎疼痛的治療，可以使用熱來減輕僵硬，冷敷則可以減輕肌肉痙攣和疼痛。在髖部和膝部骨關節炎患者中，水中運動可在短期內減輕疼痛，並提高生活品質。

　　物理因子還包括力學如：牽引力、壓力、衝擊力、摩擦力、支撐力等等，非常多各式力學輔具在醫療上的應用廣泛且有相當的研究支持。其中足弓鞋墊之應用，文獻指出，有助於退化性膝關節炎的治療幫助。有些功能健康鞋墊強調支撐與彈性兩個因子，機轉為正確支撐足部進而矯正與穩定踝、膝、髖、脊柱姿勢，這種支撐同時也會減壓足部組織改善足底筋膜炎。而保持彈性，目的在能吸收在運動與靜止時產生之壓力，進而保護踝、膝、髖、脊柱關節受力。

運動治療

探討運動治療在醫療上或進一步在骨關節的運用，「運動處方」（Exercise Prescription）是一門醫療技術也是重要的概念。美國預防醫學服務任務小組（U.S. Preventive Services Task Force; USPSTF）建議臨床醫師應該對服務的人做體能活動的諮詢，根據每個人的健康狀況、疾病與生活型態，給予不同的運動建議。運動處方的核心目的是提升體適能，增進骨關節肌肉神經系統健康，進而確保運動安全減少運動傷害。依據個人興趣、健康需求及臨床問題，而有不同的設計與強度，所以每個人都要給予特定的運動評量方法與建議，這就是運動處方的精神。但所有運動都一樣，過度或不當的訓練是會造成運動傷害的！

《黃帝內經》亦說：「粗守形，上守神」，這是在告訴我們，保持形體端正可以促進健康，良好的生活方式對健康是有直接的幫助。而運動的好處與作用，在健康醫學上是有相當大的影響，但需要正確的觀念與訓練的方法。武術、太極拳、五禽之戲或體操等都是鍛鍊身體的方法之一，除了可

以保護自己，從生理心理文化的層面，都是對健康有相關正面影響的理論，從許多角度來看，比西方的運動還要多元全面、更有健康概念。醫師同時通曉運動者較爲不易，了解傳統中華武術又行醫者反而不乏其人，如四川省骨科醫院創辦人鄭懷賢先生便是一位武醫宗師的骨傷科專家。

在英國，醫生能提供方案鍛鍊那些哮喘、抑鬱症或肥胖病患使他們更健康，甚至降低心臟病的發病率。2001 年英國衛生部制定了國家標準希望處方運動能防止慢性病病情惡化，並將運動視爲預防性健康措施，因此運動治療不但是自然醫學也是預防醫學的一環。當地健身房的健身課程可通過醫師處方藥開給某些可能會從中受益的人，使人們更容易遵循醫生的建議，進行更多的運動或減輕體重，並爲國家衛生局節省開支，進一步促進國家富強。在紐西蘭，運動處方被稱爲綠色處方。

在美國，運動處方的概念就直接稱爲「運動醫學」，這些由醫生或護士推薦給患者的處方，上面寫著運動內容和生活方式及目標，並強調運動可以改善其病情，並減少藥物方面的依賴。在與病患討論諮詢問題和目標後，給出運動處

方。許多研究表明，使用此方法可增加運動量、改善舒適感並降低血壓。儘管如此，醫生必須了解並成爲運動生理學家與運動醫學專家，才能在各種病患中給予正確有效的運動處方。

運動治療在各種疾病上，運動能獲得一般的生理、心理和功能上的益處。如：股四頭肌強度的提高，可以同時減輕膝關節疼痛，有助於預防和減少關節疾病。周邊動脈阻塞疾病常發生在下肢動脈的阻塞進而減少腿部的血液循環，導致

表 3-1　運動治療四維度

運動強度 II 最大心跳＝ 220 －年齡。 健康成人建議值＝ 65% 最大心跳。 低強度開始訓練。	運動種類型態　I 有氧運動、無氧運動。
運動進程計畫 IV 開放式關節活動訓練——受傷恢復初期。 封閉式關節活動訓練——受傷康復後期。	運動持續時間與效率 III 每周 3-5 次。 每次 20-30 分鐘。 前後熱身、緩和運動各 5-10 分鐘。

下肢功能顯著下降與疼痛，甚至最終造成截肢。運動處方則在考慮疾病的風險因子下，建議進行有氧運動。

全球糖尿病患者的人數不斷增加，跟飲食與生活方式有關聯，運動可以減輕壓力，降低心臟病風險，降低血壓，幫助控制體重，也有助胰島素改善糖尿病的管理。這類患者建議不要採取太勞累的運動，可以是散步或體操等輕鬆自在的活動，避免久坐或老是開車、不愛動。詹姆斯・庫克大學（James Cook University）慢性病預防中心的傑貝爾（Gebel）博士研究報告指出，通過進行稍劇烈的鍛鍊，可以增加健康益處。而澳洲對糖尿病患者的建議則是每天進行30分鐘，或者一天分三次各10分鐘來鍛鍊是合適的方法。

運動處方在骨科，應由具有適當資格的人來提供諮詢。運動處方從幾項要素來設定執行：運動種類（型態）、運動強度、每次運動時間長短、運動頻率、運動進程計畫等等，分述如下：

❶ 運動的種類與型態

依運動肌肉的主要攝氧代謝方式來分，如「有氧運

動」，需要足夠氧氣讓身體提供能量的運動，通常心跳控制在最大心率的 50~70% 之間，常見的有氧運動例如走路、慢跑、游泳、韻律舞等等。運動時，肌肉有韻律性的活動，運動時可不斷將氧氣、養分帶來，並將代謝物帶走，所以乳酸堆積較少。「無氧運動」以肌肉持續性收縮的運動，如短跑、舉重、競賽等，此時肌肉細胞的能量來自無氧性代謝，易有乳酸堆積。

一般運動時能量通常的來源為糖及脂肪，其次是蛋白質與酮體。至於能量來源的選擇則是由運動強度來決定，因為運動強度會影響各種荷爾蒙，進而決定身體能量供應。運動強度低時，身體能量供應足夠會減少使用糖，而以脂肪來當主要能量來源。而運動強度高時，就必須以糖當能量，因為如此能源轉化較快。

依運動訓練的原則，在開始運動訓練體能時，最好從運動強度較低、易控制的運動開始，等到體適能全身狀況提升後，再慢慢加入較具變化並提高強度的活動。假如一開始直接採取無氧運動，容易造成骨骼肌肉的運動傷害或心血管疾病併發的副作用，所以鍛鍊心肺耐力項目，都屬於全身性大

肌肉的有氧活動，具有節奏性又可持久進行，運動時以容易控制的自我鍛鍊方式較爲理想。

❷ 運動強度

強度判斷可以用心跳率、耗氧量、能量消耗、自覺費力狀態方式評估。一般健康成人建議的運動強度，目標是希望心跳率達到介於每分鐘最大心跳率的 60-80% 之間，而一般最大心跳率則是以「220 減年齡」來評估。中強度的運動對心臟與心血管功能的訓練發揮較適合，低強度的有氧運動則有益於末梢氧化功能的發揮。

若想去掉身上過多的脂肪，靠運動來將脂肪氧化掉是最好且有效的方法。之前沒有良好運動習慣、體適能較差或有心臟血管疾病者，可以選擇較低強度的活動，較不會發生運動的副作用，並可達促進健康的目的。

❸ 運動持續時間與頻率

依美國運動醫學會建議，一般建議每次運動持續時間至少要 20-30 分鐘，對心臟血管功能才有促進效果。每個運

動時段，應該包括在主要運動前 5-10 分鐘的熱身運動，使
體溫會上升，心肺循環稍微加速，增加肌肉韌帶膠原蛋白的
長度與彈性，可提升主要運動的效果，避免運動傷害。在主
要運動之後 5-10 分鐘的需進行緩和運動，可以加速體內堆
積的代謝廢物清除，並減少急性運動後的低血壓不適與風險
副作用。

　　至於理想的運動次數，依據美國運動醫學會的建議，每
周至少要運動 3-5 次，可以達到較好的運動效果。

❹ 運動進程計畫

　　根據個人健康狀況與目的，不論是慢性病或骨關節病
的情形，按不同階段循序漸進來執行計畫。計畫中增進骨關
節肌肉神經系統健康與強度，是需要因人而異的專業設計，
根據不同部位與身體骨關節、韌帶、肌肉不同損傷修復時期
來規畫。骨關節肌肉韌帶損傷之運動治療進程計畫重要原則
是，關節肌肉韌帶損傷「急性期」採用開放式關節活動訓練
（open chain exercise），損傷「中期」採用功能性關節活
動訓練（functional chain exercise），損傷完全復原「後

期」採用封閉式關節活動訓練（close chain exercise），
是比較正確的運動處方。

　　對患者的運動治療教育已被證明有助於關節炎的自我
控制，它可以減輕疼痛、改善功能、減少僵硬和疲勞。與單
獨使用消炎藥（NSAID）相比，患者運動治療教育可以平均
減輕 20％以上的疼痛。專業運動治療技術，包含早期的重
量訓練、肌肉神經發炎萎縮受損後的再教育、本體感覺神經
肌肉促進技巧、動作控制訓練、早期介入功能訓練、心肺功
能訓練、體適能訓練、目標導向訓練等運動治療。積極訓練
時的輔助工具有等速肌力訓練儀、跑步機、腳踏車等運動儀
器。對於超重的人來說，減肥也是一個改善關節炎的重要因
素，有氧運動和步行等治療性運動計畫，可以在膝關節炎患
者運動治療 6 個月內減輕疼痛並改善其身體機能。

手術治療

　　如果骨關節炎症狀對生活質量的影響顯著，而保守治

療無效，則建議進行關節置換手術或切除骨刺等截骨矯正手術。膝關節和髖關節的關節置換，因為它既具有臨床效果，又具有成本效益，但由於其不可逆的治療方式，加上有相當程度的風險，若能避免是非常有意義的。

　　還有，將關節軟骨從非承重區域轉移到受損區域的移植手術，也是一種可能的手術，但是在轉移來的軟骨與受轉移部位的現存軟骨融合方面存在問題，這個重建移植手術屬再生醫學的最早概念。脛骨上端截骨術可能對膝骨性關節炎患者有用，是藉由改變受力重心位置，達到發炎損傷關節軟骨部分的減壓，因而取得軟骨再生的良好環境，但要將骨頭切斷矯正，確實讓病患有相當的壓力，而且無法肯定是否比非手術治療或其他類型的手術更理想。至於，微創關節鏡手術可以將關節內部細微結構表面清理，雖無法徹底改善膝關節骨關節炎的基本架構，但若搭配再生醫學細胞療法，可能是避免關節置換的最佳低醫療風險與高治療效果的突破方向。

再生醫學在骨關節炎治療的應用

　　再生醫學是指利用組織工程幹細胞等相關技術，來促進器官修復與再生。再生醫學是醫療的未來，也是生命的起始。醫療應利用與配合生物體自身修復的能力，營造最佳環境再生。因此再生醫學可用於最嚴重的器官缺損，也可用於亞健康的預防醫學。再生醫學的核心治療方法是，基於細胞相關生命力量的療法，有可能使患者就該病症恢復健康甚至

表 3-2　骨關節炎治療五大策略

	加法／減法	主動／被動	功效
休息、消炎	減	被動	減少二度傷害。
復健與物理	減	被動	止痛。
運動治療	加	主動	強化肌肉、神經。
手術治療	減	被動	高風險——人工關節、脊椎骨刺移除。
再生醫學	加	主動	低風險——軟骨再生、神經再生。

痊癒，在過去大多數用於慢性疾病的藥物無法做到這一點。
未來由於再生醫學的進步與普及，人工關節的置換將可望大
幅減少與避免。

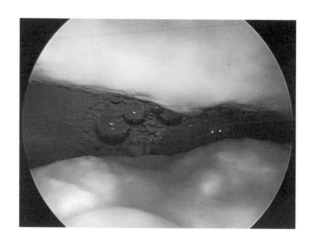

▲圖 3-1

關節軟骨本來是光滑平整的表面，一旦開始退化則產生凹凸不平的現象而
加速關節損傷。進而發生軟骨細胞壞死，軟骨組織破損。

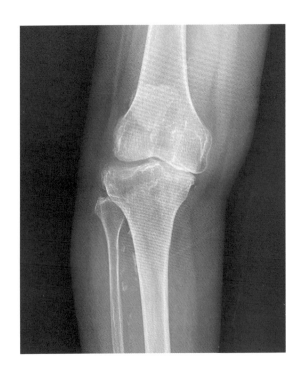

▲圖 3-2

膝關節變形軟骨受損，如何運用再生醫學而不用人工關節置換。或者只用部分人工關節置換，保留最多自體器官，風險低也最自然。

第 04 章

Orthopedics Life Extension Password

再生醫學原理，
是現代醫學的救贖？

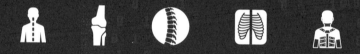

　　若要將醫學治療分類，可以分為現代傳統醫學、自然醫學與再生醫學。所謂「現代傳統醫學」是根據過去科學的原理與生命醫學的應用，維持人體生理甚至心理上的恆定，利用醫藥與外科手術，將疾病用消除對抗法將其移除，這是一種維持生命恆定的方法。就好像是人的血壓、心跳、體溫以及血中的電解質濃度都在一個恆定的範圍內，如果上下浮動太高都是疾病的象徵。

　　而「自然醫學」的方法則講究平衡，平衡跟恆定是不同的概念，平衡有兩個極端或元素，例如：陰陽、男女以及如何達成元素恆定的方法，因此平衡跟恆定也是互為因果、互為表裡、互為虛實、互為內外。自然醫學的精神無所不在，喪失了自然醫學平衡的觀念與生命自然修復的評估，現代傳統醫學就很難實現。雖然很難將醫學領域完整的切割來，就例如各科互相的重疊，也互相的各有領域，也因此如現代傳統醫學的營養學，針對促進身體健康的生活方式，我們依然可以把它區分在自然醫學領域，因為不必用到特殊的藥物、特殊的手術來增進健康，去除疾病。

　　至於再生醫學則是一個全新的學門，其中的醫療理論基

礎，完全不同於過去的傳統醫學，但必須與其相輔相成。因此我們可以說現代傳統醫學是再生醫學的基礎，而自然醫學則是再生醫學的精神。

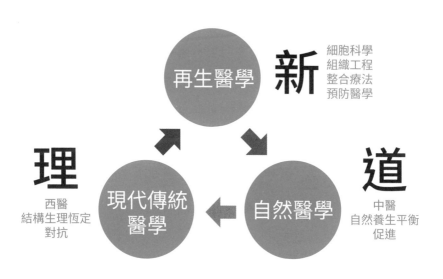

▲圖 4-1

三大醫學主流概念有助於治療邏輯建立、完整醫療思考、整合醫療資源、增加醫療成效來降低社會成本。

現代傳統醫學範疇

　　所謂「現代傳統醫學」是相對於再生醫學與自然醫學而言，這樣的分類其實不見得每個人同意，但這是根據理論與實踐的需要所提出的一種分法，目的在於將最新的再生醫學獨立出來，因為再生醫學有與現代傳統截然不同的醫療手段或理論，有其必要讓它在醫學各領域獨立成熟發展。而過去到現在醫學可分為現代傳統醫學與自然醫學，也是因其不同的方法與手段進行醫療來分類，雖然可能這三分法會有大量的重疊範圍，但這個分法只是希望能讓尋求治療的群眾與尋求方法的醫者，能有快速的醫療邏輯，進一步深入醫學技術同時完整思考，不要「頭痛醫頭、腳痛醫腳」。從生理、心理、社會，以及全人醫療的角度出發，整合三者醫學的醫療資源最不浪費，而病患或追求健康的人也能得到最完整有效的醫療，這就是如此分類的目的。這個三分法雖然還沒有普遍，但在整體醫學界也早有此分類的基礎與氣氛。

　　現代醫學在再生醫學出現後，這裡稱為「現代傳統醫學」（Modern traditional medicine），泛指包含現代醫藥

與醫療器械等成熟標準化的醫學技術。現代傳統醫學可以說是起源至 17 世紀，從管理其創傷或疾病的診斷、預後、預防、治療或緩解的科學與實踐。醫學包括各種保健到維護和恢復健康，由預防到疾病治療。現代傳統醫學應用生物醫學、遺傳學和醫學技術，通過藥物、器材或手術來診斷、預防和治療疾病，也可以通過心理療法、社會資源與輔助來進行。自古醫學以實踐為主，醫學是一門藝術包含技能和知識，也與當地文化的宗教信仰有關。自現代科學問世以來，醫學已成為藝術與科學的結合，通過實踐臨床經驗學習的藝術，再通過科學了解原理與可重複性。

現代傳統醫學可分為基礎生命科學與臨床醫學兩部分來學習與實踐。以西方醫學為主幹，以生理組織結構功能恆定為原理來維持健康。身體恆定就是健康，有穩定的生理、穩定的心理、穩定的生活和穩定的社會就是健康的基礎。治療核心精神就是一個字「理」，是學理、理論與合理。現代傳統醫學的手段，以移除病灶病因為主，醫藥是以對抗為其核心邏輯，血壓高就降血壓，血壓低就升血壓，發燒就退燒，細菌感染就用抗生素殺細菌，黴菌感染就用抗黴藥。至於醫

療與藥物引起併發症或風險的問題，則採取先面對主要敵人與降低併發症，儘量維持在可接受範圍內，因此許多治療不斷在處理醫療所發生的併發症。現代傳統醫學的邏輯清楚明瞭，科學手段追求安全性與有效性，但拯救生命的邏輯與方法是單純又極度複雜，因此如何在這個多重的科學技術與邏輯上，突破醫療上的不足，這也是為什麼說醫療是藝術。

自然醫學的重要

這裡所指的自然醫學並非一般說的替代療法，而是相對於現代傳統醫學的方法與運用的資源更自然的醫學系統。例如中醫藥等世界各地過去悠久歷史的完整體系的醫療，我們在此歸類於自然醫學。是由於其醫療手段較少侵入性，藥品也取自天然物質，許多醫療邏輯強調健康生活型態與營養，所以在此稱自然醫學。

由於過去說的自然療法常常是替代療法的一種形式，其實踐過程被稱為「自然」、「非侵入性」或促進「自我修

復」。這個醫療邏輯雖然有意義，但有些自然療法的意識形態和方法常基於民間信仰，而不是實證醫學（EBM）。甚至有自然療法的從業者不遵循現代醫學慣例，包括不強調醫學檢驗、藥物、疫苗接種和手術。如此的自然療法實踐的不夠科學概念，使自然療法常常導致沒有事實價值的診斷和治療，甚至被醫學界認為是無效且有害的，這引發了有關其實踐的道德問題。因此必須在這裡強調的自然醫學有別於所謂的自然療法，我們這裡把中醫藥在此歸於偏自然醫學而非自然療法。中醫藥博大精深，其醫理邏輯自成體系。上千年的臨床驗證絕對符合實證醫學（EBM），當代中醫藥學者更主張中西合璧整合療法，亦強調醫學檢驗、藥物、疫苗接種和手術，因此已屬科學，許多中醫藥學理也經科學研究其學理與機轉，更能了解其原理與安全有效性。

自然醫學手段與醫藥主要來源於自然，強調營養與促進自我修復的啟發自身力量，因此與再生醫學之精神不謀而合。其醫理邏輯講平衡，例如陰陽與相生相剋，如何運用自然環境飲食與中醫藥，來達到養身與醫療的目的。其實平衡也是達成恆定的手段，中醫平衡的手段看起來方法不亞於現

代西藥。因此中醫藥自然醫學，其醫理就是一個字「道」，即道理，養身之道與天人運行之道。

再生醫學是全新的學門

再生醫學為上個世紀後期才有的醫學界新觀念，來源於有功能與生命性之身體組織細胞等材料，用於修復替換身體內器官與組織，改變老化、生病、受損造成之疾病甚至亞健康的狀態，或以其他的方式刺激體內組織或器官再生。

再生醫學包括組織工程及幹細胞療法二大領域，組織工程利用細胞、材料與生長因子的組合形成器官與再生組織，幹細胞療法則是運用未充分分化、具有再生能力的各種組織細胞與其相關分泌生長因子潛能來治療疾病。

再生醫學之科學基礎可建構在整合醫學（整合傳統與自然醫學）、細胞科學（幹細胞等胚胎發生學）、組織工程（核心要素為材料、細胞、生長因子）、預防醫學（生命發展與環境自然影響）。這些醫學的整合運用，進而達成促進生

物體組織再生。當我們建構起完整的再生醫學體系，再生醫學將成為現代醫學的救贖，將不再是一場遙不可及的夢想。再生醫學的力量，可望在許多情況將強過傳統醫學的百倍成效。

再生醫學的原理是什麼？再生醫學其機轉不同於現代傳統醫學，若用一個字來表達就是「新」，即是新細胞、新組織與新生命。以傷口修復過程與治療的生理病理學為例，我們來看組織受傷後的再生醫學與現代傳統醫學有什麼根本上的不同。

傷口癒合過程可分三階段：

❶ **第一階段為發炎期**。組織創傷血管破裂導致出血，免疫系統啟動抵抗外來細菌及微生物入侵，微血管擴張使白血球可以移動至血管外傷口處吞噬細菌等外來物。傷口因此出現紅、腫、熱、痛組織變形的發炎抗菌反應，狀態會持續數小時到數天不等，若受到較嚴重感染或損傷者，可能延長到數周、甚至數月。

❷ **第二階段為增生期**。主要是藉著發炎期的餘威，將各式細胞與營養送至患部，增生出肉芽組織生長來填補傷口，受傷後 3 周內，傷口逐漸長出新的微血管，纖維母細胞帶來更多的膠原蛋白纖維組織填補傷口。

❸ **第三階段成熟期於數周到數個月**。延續增生期快速增生的纖維與疤痕組織，膠原蛋白結構開始重組因受傷而不規則的排列，合成新的排列整齊的膠原蛋白纖維，疤痕因此變得柔軟平滑。這個過程在全身的組織都會發生類似的狀況，像深部傷口肌肉肌腱韌帶與關節軟硬骨等結締組織，都是類似的修復過程。

如果運用現代傳統醫學與再生醫學治療會有什麼不同呢？首先，傳統醫學治療是配合自然癒合的過程，清除壞死組織與使用抗生素殺死入侵細菌避免傷口感染遭致更大損傷，再以止痛藥減少疼痛。自然癒合的過程是先有發炎疼痛期才啟動後續的增生期，而且增生期是先以纖維母細胞的疤痕組織生長為主，進而造成傷口皮膚關節等組織的纖維化，

再造成關節組織的僵硬與相關的併發後遺症，產生功能上的長期甚至永久的損傷。因此傳統醫學修復過程先有發炎所造成的疼痛，再有疤痕所造成的不適與功能減損形變，進一步加劇關節退化與疼痛，而且沒有直接解決的辦法。

若是再生醫學的治療會如何？再生醫學會使用正常細胞與幹細胞，還有血小板等豐富生長因子來加速生長，同時直接減少發炎疼痛反應。初期再生醫學協助跳過發炎期減少疼痛，過程中，傷口或組織快速良好正常生長，中後期大幅減少疤痕組織，使器官功能得到最佳化恢復。就像孩童自然生長的過程順利柔軟無痛，這就是再生醫學修復根本上的不同。很明顯是更佳的修復過程，在疾病發展急慢性與前中後期治療都具有極大的意義。

由於細胞科學的突飛猛進 再加上逐步建構起完整的再生醫學體系，深刻了解再生醫學的內涵，整合現代傳統醫學與自然醫學的基礎與精神，再生醫學已真正成為現在醫學的救贖與解答，不再是一場遙不可及的夢。

表 4-1　再生醫學在傷口癒合治療上與傳統醫學比較表

傷口	醫療原理	傷口進程	結果比較
再生醫學	1. 再生。 2. 提升免疫。 3. 抗發炎。	1. 直接止血、跳過發炎，進入更佳癒合期。	1. 更少疼痛。 2. 癒合更快。 3. 疤痕更少。
傳統醫學	1. 去除壞死。 2. 抗菌。	1. 止血期。 2. 發炎期。 3. 癒合期。 4. 重塑期。	1. 疼痛多。 2. 癒合慢。 3. 疤痕多。

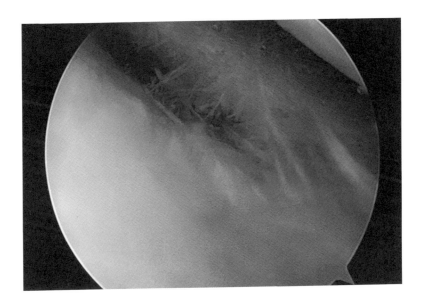

▲圖 4-2

膝關節半月軟骨會隨年齡而破損，傳統醫學與再生醫學的結合可以達成最
好的目標。

第 05 章

Orthopedics Life Extension Password

幹細胞的故事，
成體幹細胞應用
潛力無窮

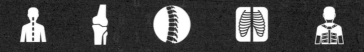

　　幹細胞的研究被認為開始於 1960 年代，在加拿大多倫多大學的生物學家的研究之後。1998 年美國培養出了人類的多功能幹細胞（pluripotent stem cells）。幹細胞是未分化或部分分化的細胞，可以分化為各種類型的細胞並無限增殖，從而產生更多的相同幹細胞。它們在胚胎和成體組織中均可以發現。在胚胎發育囊胚階段大約 5-14 天左右，大約 50-150 個細胞組成了內部細胞團，這些具有幹細胞的能力，它們進而開始分化為三個胚層——外胚層、中胚層和內胚層，最終分化為人體的所有細胞類型。但是，當將內部細胞團分離出細胞並於體外培養時，這些細胞可以保留在幹細胞階段，被稱為胚胎幹細胞（ESC）。

　　分離這些細胞的過程一直存在爭議，因為它通常會導致胚胎的破壞 這樣就出現了人道倫理問題。而成體幹細胞存在於體內各處，例如在血液、骨髓或脂肪中。它們的存在是為了補充快速丟失的細胞類型，包括造血幹細胞（可補充血液和免疫細胞），基底細胞（可維持皮膚上皮）和間葉幹細胞（可維持骨骼，軟骨，肌肉和脂肪細胞）。2006 年，由山中伸彌（Shinya Yamanaka）領導的日本小組發現了一種

將成熟的人體細胞逆向轉換回幹細胞的方法。這些被稱爲誘
導性多能幹細胞（iPSC）。

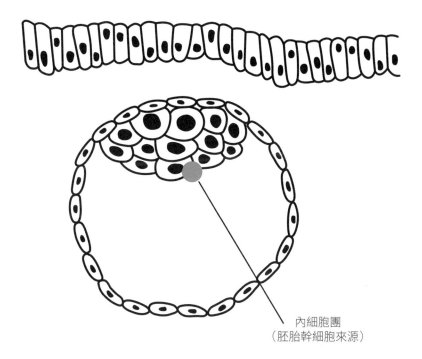

內細胞團
（胚胎幹細胞來源）

▲圖 5-1　**胚胎**

骨髓、脂肪和血液，成體幹細胞來源

在人體存在 3 種常見可獲取的成體幹細胞來源為骨髓、脂肪和血液。在所有幹細胞類型中，成體幹細胞獲取的風險最小。骨髓是成體幹細胞的豐富來源，已用於治療多種疾病，包括血癌、肝硬化、慢性肢體缺血和晚期心臟衰竭。骨髓幹細胞的數量隨著年齡的增長而下降，通過骨髓移植成體幹細胞治療已成功地用於治療白血病和相關的血癌。在研究和治療中使用成體幹細胞並不像使用胚胎幹細胞那樣有爭議，因為成體幹細胞的生產不需要破壞胚胎。隨著研究和臨床目的對人類成體幹細胞的需求不斷增加，體外擴增細胞的需求變得至關重要。已知成體幹細胞在體外的壽命也有限，並且會發生進入複製性細胞衰老現象，這也是幹細胞複製的問題與限制。

還有羊水幹細胞，這些多功能幹細胞也稱為周產期幹細胞，存在於羊水和臍帶血中。這些幹細胞非常活躍，在沒有特殊協助細胞生存的其他輔助飼養細胞共同培養支持下可以廣泛擴增，並且沒有致瘤性。羊水幹細胞是多能的，可以

分化成骨、肌肉、內皮以及神經細胞，因此羊水幹細胞也是積極研究的主題。羊水幹細胞的使用，克服了使用人類胚胎作為細胞來源的倫理學異議。羅馬天主教的教義禁止在實驗中使用胚胎幹細胞。因此，梵蒂岡報紙《Osservatore Romano》稱羊水幹細胞為「醫學的未來」。 美國第一家羊水幹細胞庫由 Biocell Center 於 2009 年在麻薩諸塞州開業，並與世界各地的多家醫院和大學有合作。

嬰兒出生後遺留在胎盤和臍帶中的血，是臍帶血幹細胞的重要來源。自 1988 年，臍帶血幹細胞就用來治療許多兒童疾病。臍血從臍帶中採集，臍帶經過清理消毒後，臍血從臍靜脈取出，然後立即分析傳染物質和組織類型。臍血在放入液態氮備用之前，要經過去除血漿處理。在使用的時候解凍去除防凍劑，才替病人注射治療。

關於周邊血幹細胞，除了骨髓中存有人體內最主要造血幹細胞的來源，而周邊血幹細胞則是指藉由施打白血球生長激素（G-CSF），將骨髓中的幹細胞驅動至血液中，再經由血液分離機收集取得之幹細胞。由於與骨髓幹細胞極為相近，現已逐漸取代需要全身麻醉的骨髓抽取手術，但白血球

生長激素施打的安全性必須注意。

脂肪幹細胞，數量與生長因子成分最多

　　還有脂肪幹細胞，以往人們因塑身而抽出的脂肪，大部份都當廢棄物丟掉，現經由醫學專家研究證明在脂肪中含有大量的幹細胞，脂肪幹細胞具有體外增生及多重分化的潛力，能安全運用於組織與器官的再生與修復並容易取得，幹細胞數量是骨髓的 500-1000 倍。由於其幹細胞數量與生長因子成分最多的原因，因此是非常好的幹細胞來源。也是 SVF 細胞快速分離技術的最佳唯一來源，SVF 細胞技術也是年長者不需培養即可快速獲得自體再生細胞的唯一方法，研究表明年長者甚至可藉此技術取得比年輕人更多的再生醫學細胞材料，這是年長者的重大福音。

　　成年皮膚由來自不同胚胎起源的細胞所組成的陣列形式。殘留在胚胎表面的外胚層細胞變成表皮，在發育過程中，這層細胞形成分層的表皮，毛囊，皮脂腺，以及汗腺。

中胚層來源的細胞形成底層真皮分泌膠原蛋白的纖維母細胞，還有附著在每個毛囊上的豎毛肌，以及皮下脂肪細胞和浸潤於皮膚中的免疫細胞。總體而言，皮膚中約有 20 種不同的細胞類型。皮膚中有許多不同類型的幹細胞，不論在正常皮膚更新或傷口修復的需要來補充各種皮膚細胞。在 2007 年底，美國和日本兩組科學家同時成功把皮膚細胞轉化成一種稱為「iPS」的誘導性多能幹細胞，並成功使這些幹細胞轉化成為身體器官的一部份。透過向皮膚細胞植入特定的基因，可誘導皮膚細胞向前分化，變成類似胚胎幹細胞的一種細胞。

　　牙髓幹細胞，在 2003 年，美國國家衛生研究院（NIH）發表相關技術立即引起世界各國學術界極大的關注。乳牙牙髓幹細胞的性質屬於間質幹細胞，從胚胎學發生於神經外胚層，具有很好的分化及修復的功能。未來可應用範圍包括牙周病、植牙、皮膚燒燙傷、骨骼或神經修復等用途。2006 年在美國成立了全球第一家牙齒幹細胞銀行 BioEden，如今世界各國也開始有牙髓幹細胞儲存服務。

表 5-1　幹細胞種類比較表

幹細胞種類	來源	內含物（全能、萬能、多能）	用途廣度（自體、異體應用）	限制（倫理、來源困難度）
胚胎幹細胞	胚胎	全能	＋	＋＋＋＋＋
脂肪幹細胞	脂肪	萬能	＋＋＋	＋
骨髓幹細胞	骨髓	萬能	＋＋＋	＋＋
周邊血幹細胞	血液	萬能	＋＋	＋＋＋
羊水幹細胞	羊水	萬能	＋＋	＋＋＋＋
皮膚幹細胞	皮膚	多能	＋＋	＋＋
牙髓幹細胞	乳牙、成牙	萬能	＋＋＋	＋＋

　　幹細胞在全身系統疾病的醫療潛能是巨大的，不論在癌症與慢性病（例如糖尿病、心臟病、中樞神經疾患、骨關節炎和慢性困難傷口）治療上，都有相關研究與案例。以下舉「脂肪幹細胞」為例，在上述常見疾病的研究：

❶ 脂肪幹細胞在慢性糖尿病的研究

　　二型糖尿病是世界上導致死亡的主要疾病之一，其原因是胰島素阻抗和高血糖。全球範圍內糖尿病的患病率持續上升，許多研究認為二型糖尿病是一種代謝性疾病。在大多數情況下與肥胖有關，並且與脂肪組織中脂質的沉積增加有關。脂肪組織在全身調節能量和葡萄糖平衡運用起著重要的作用。脂肪組織的功能發生改變，可能導致全身性炎症。使用來自脂肪組織或骨髓的間葉幹細胞（MSCs）進行的細胞療法，與使用來自脂肪組織的基質血管部分（SVF）幹細胞作為細胞輔助療法，目前已被廣泛討論並有相關有效的報導。脂肪幹細胞在糖尿病治療中，是豐富可用的來源組織。來自脂肪的間葉幹細胞的高數量和多能性，其營養成分和再生能力，都是解決世界不斷增加的糖尿病人群，和相關健康危機的重要解決方案。從胰島素注射到胰腺移植的當前糖尿病治療方法並不是患者唯一選擇，理論上多功能幹細胞將為未來糖尿病患者提供可行的療法。基於幹細胞的療法必須能夠從根本上改善多方面的代謝控制，並同時改善糖尿病患者的長期預後，才會從而被廣泛接受為臨床上可行的療法。而

若從糖尿病的神經病變與血管病變的治療探討，再生醫學的幫助就更多空間。

❷ 脂肪幹細胞在慢性心臟病的研究

心血管疾病在美國是一個主要的健康問題，它導致全球幾乎所有死亡的 1/3。缺血性心臟病，也稱爲冠心病，是由冠狀動脈的狹窄和閉塞所引起的，這會導致心臟供血不足，進而導致心肌缺氧壞死。幹細胞療法，尤其是脂肪幹細胞療法，已成爲治療策略之一。

在心肌梗死以豬隻爲實驗的研究中，施用自體脂肪幹細胞通過冠狀動脈內注射，結果顯示脂肪幹細胞可增加梗死邊界區的血管生成，改善心臟功能。表面標誌物的免疫組織化學分析顯示，植入後脂肪幹細胞分化爲血管內皮細胞（ECs）和血管平滑肌細胞。

已有兩項 II 期臨床試驗測試了慢性心肌缺血伴隨左心功能不全患者的脂肪幹細胞治療，結果表明，脂肪幹細胞治療減少心衰竭的住院率，並且改善了心絞痛症狀。研究顯示，在缺血性心臟病患者中，經心內膜注射脂肪幹細胞是安全可

行的。

　　當前的脂肪幹細胞治療機轉研究，揭示了兩個主要機制：分化和旁分泌。脂肪幹細胞的大部分益處，可能是由於分泌而不是分化，也就是脂肪幹細胞的生長因子和細胞因子的分泌。外泌體是由健康細胞釋放的脂質膜衍生的囊泡，已被公認是裝載有參與細胞間通訊的 RNA、蛋白質和脂質的傳遞物質。外泌體可以被鄰近或遠處的細胞吸收，並可以觸

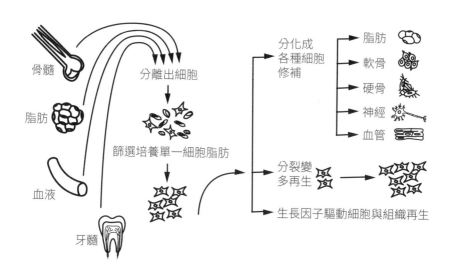

▲圖 5-2　**細胞治療機轉圖**

發受體細胞的修復反應。外泌體治療血管新生的方法可能為治療缺血性疾病提供了有良好前景。脂肪幹細胞可用於治療缺血性疾病，例如缺血性心臟病、缺血性腦中風、周邊血管疾病和困難傷口癒合。用生化或物理方法預先處理脂肪幹細胞，可能會增強其促血管生成作用。脂肪幹細胞的不同途徑導入患部方式，也可能導致其治療效果的差異。

❸ 脂肪幹細胞在新冠肺炎治療的研究

新型冠狀病毒（COVID-19）與嚴重的急性呼吸道疾病和多器官功能障礙有關，從而導致大量死亡和世界流行性緊急情況。該病毒的發病機轉是由於病毒感染導致免疫系統反應過度，成為細胞因子風暴，各種促炎細胞因子的過度表達和釋放導致肺水腫，氧氣交換功能障礙，急性呼吸窘迫，繼發感染和多器官衰竭甚至死亡。治療方案大多數是支持性治療，最近研究包括抗病毒治療、中國傳統醫藥和疫苗接種等各種療法已被報導。

然而，有趣和令人鼓舞的方法，是通過脂肪幹細胞從靜脈內或其他方法施用到 COVID-19 名患者治療。脂肪幹細胞

在治療疾病的炎症和免疫反應中的功能已得到充分證明，可降低死亡率、無明顯副作用。脂肪幹細胞的免疫調節作用可能有助於減輕與預防細胞因子風暴。除了對免疫細胞的作用外，脂肪幹細胞還具有抗菌潛力，並通過分泌抗菌肽和蛋白質（AMP）以及 IL-17 的表達發揮作用，表示這些細胞可以

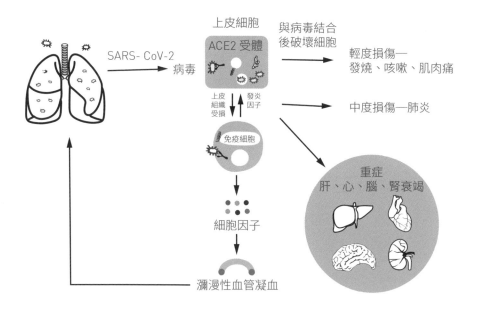

▲圖 5-3　**新冠肺炎發炎風暴圖**

增加對細菌感染的先天免疫反應，並表現出循環淋巴細胞數量的增加。脂肪幹細胞還可以自動誘導並解決其微環境，以確保細胞增殖和組織再生。通過旁分泌作用以抵消細胞因子風暴和嚴重的炎症，通過此機轉保護或使肺泡上皮細胞恢復活力。

脂肪幹細胞具有數量多、易於獲取的優點，可能會進一步成為對抗新冠肺炎的有效工具，並成為未來治療方案之一。以脂肪幹細胞為主的 SVF，在未來的新冠肺炎肺部纖維化後遺症的治療將扮演重要角色。

第 06 章

Orthopedics Life Extension Password

愛美人士避之惟恐不及的脂肪，竟是啟動再生醫學的關鍵

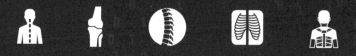

脂肪，在過去是愛美人士想除之後快的部分，以使身體能有美麗的曲線，但是現在它在骨骼、神經、肌肉系統的退化或是疾病損傷中有相當多的可運用性，是再生醫學重要的材料，提供骨科患者改善與康復的生命密碼。

脂肪是好營養，還是壞營養？

脂肪、碳水化合物和蛋白質是人類飲食中的三大主要營養物質，脂肪常見於食品中像牛奶、奶油、牛脂、豬肉和烹飪油等。它們是許多動物的食物主要來源，並且在大多數生物中起著重要的結構和代謝功能，包括：能量儲存、防水隔熱和細胞膜的主要組成。飲食中必須包含一些必需脂肪酸，人體可以從食品成分中消化吸收代謝生產所需的脂質。脂肪也是一些重要食品的風味和香氣成分來源，並且有些維生素是不溶於水、只溶於脂肪的（如 4 種脂溶性維生素：A、D、E 和 K）。

脂肪通常以其來源命名（例如橄欖油、魚肝油、乳木

果油），或有著自己的傳統名稱（例如奶油、豬油、酥油、人造奶油）。這些材料也具有非食品用途，它們包括乾燥油（例如亞麻籽、桐油、核桃油），它們在暴露於氧氣時會聚合形成固體膜，並用於製造油漆與清漆等。

表 6-1　脂肪酸分類比較表

	常見食物	常溫形態	分子鍵結	常食用疾病發生率	優勢
飽和脂肪酸	牛脂、豬油。	固體	排列緊密、凡得瓦力強。	易引發心血管疾病。	不易敗壞、不易氧化。
不飽和脂肪酸	植物油、地中海飲食（橄欖油／海鮮）。	液體	排列鬆散、凡得瓦力弱。	減少心血管疾病。	Omega3、6 為必需脂肪酸，對人體好。

　　飽和脂肪通常比具有相同分子量的不飽和脂肪具有更高的熔點，因此在室溫下常常是以固態呈現。像動物脂肪如牛脂和豬油的飽和脂肪酸含量高，並且多是固體呈現。而橄欖油和亞麻籽油是不飽和脂肪酸，呈現液態。不飽和脂肪容易被空氣氧化，導致它們變得酸敗和不可食用。不飽和脂肪中的雙鍵可通過催化劑作用反應轉化為單鍵，此過程稱為氫

化，用於將植物油轉化為固體或半固態如人造奶油，它們可以代替牛脂和奶油，並且可以長期儲存而不會變酸，但是，氫化過程會從順式脂肪酸轉化成對心血管較不健康的反式脂肪酸。

　　許多研究發現，飲食中用「順式不飽和脂肪」代替「飽和脂肪」可降低罹患心血管疾病與糖尿病或死亡的風險。一些動物產品，如牛肉和奶製品大多具有飽和脂肪酸。而家禽、雞蛋和海鮮，大多含有不飽和脂肪。所謂的地中海飲食，被地中海地區的許多國家中廣泛食用，其總脂肪比北歐國家的飲食要多，但其中大多數以不飽和脂肪酸的形式存在，特別是從橄欖油和魚、蔬菜以及羊肉中的單元不飽和脂肪酸 ω-3，而飽和脂肪酸的比例最小。2017 年的一項研究顯示，地中海式飲食可以降低罹患心血管疾病、癌症發病率、神經退行性疾病、糖尿病和死亡率的風險。另一項研究顯示，類似地中海的飲食可以改善整體健康狀況，降低非傳染性疾病的風險，還可以減少與飲食有關的疾病的社會經濟成本。

　　飽和脂肪對心血管疾病的作用已被廣泛研究。許多政

府和醫療組織普遍共識並有證據表明飽和脂肪攝入量，與膽固醇水平和心血管疾病的發病率之間有確定的因果關係。美國心臟協會（American Heart Association）於 2017 年進行的一項評估估計，美國飲食中如果多食用不飽和脂肪來替代飽和脂肪，可以將心血管疾病的風險降低 30％。食用飽和脂肪通常被認為是血脂異常的危險因素，包括：高總膽固醇、高三酸甘油酯、高低密度脂蛋白 LDL（壞膽固醇），這些參數又被認為是心血管疾病的風險指標。在兒童中也觀察到了這些影響。其他指標，例如：高 LDL／HDL 比，已被證明更具預測性，還有其他一些涉及肥胖、胰島素敏感性、內皮功能和血栓形成等因素，在心血管疾病的風險中也具影響力。有些動物研究表明，攝入飽和脂肪會對骨骼的礦物質密度產生負面影響。

　　另有研究表明，用不飽和脂肪酸代替飽和脂肪酸飲食與增加日常體育活動，可以降低憤怒和煩躁不安。維生素 A、D、E 和 K 都是脂溶性的，它們只能與脂肪一起消化、吸收和運輸。兩種必需脂肪酸（EFA）：α- 亞麻酸（omega-3 脂肪酸）和亞油酸（omega-6 脂肪酸），人體需要由這些

必需脂肪酸和其他脂肪合成各種脂質來維持身體運作。

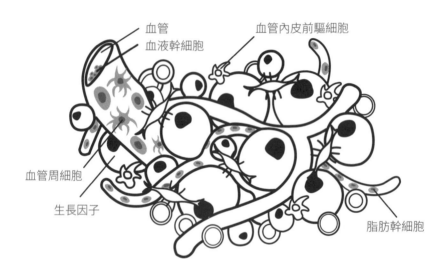

血管
血液幹細胞

血管內皮前驅細胞

血管周細胞

生長因子

脂肪幹細胞

▲圖 6-1　脂肪再生組織成分圖

脂肪是好組織，還是壞組織？

　　脂肪組織的主要功能是以三酸甘油脂形式儲存能量並可以維持生理功能。脂肪組織組成有脂肪細胞、內皮細胞、

成纖維細胞、巨噬細胞、白血球、脂肪幹細胞、造血幹細胞（HSC）以及胞外基質（ECM），包括許多膠原蛋白與生長因子。

　　脂肪組織可分為 3 種類型，即：白色脂肪組織（WAT）、棕色脂肪組織（BAT）和血管周圍脂肪組織（PVAT）。白色脂肪組織中的脂肪細胞包含一個大的脂質液滴儲存脂質，其粒線體含量低，這種類型的脂肪組織存在於皮下或腹腔區域，白色脂肪組織還具有高度血管化的功能，並在 SVF 上具有極高的幹細胞標記 CD34 表達，也是取得造血幹細胞最好的地方。

　　棕色脂肪組織主要存在於肩下區域，其脂肪細胞含有多個脂質液滴，並且粒線體含量更高。

　　在血管周圍發現的血管周圍脂肪組織包含的脂肪細胞具有更多的脂質液滴和粒線體含量。脂肪幹細胞的周圍微環境會主動放出誘導信號以促進細胞增殖或分化，細胞微環境也能保護脂肪幹細胞免受過度分化增殖。「細胞微環境」是指組織細胞與其他細胞或胞外基質的相互作用。在細胞微環境中，有幾個重要因素可調節脂肪幹細胞的特性，包含其他

類型的細胞（包括幹細胞與分化的細胞）、生長因子、氧張力、細胞因子、pH 值和離子濃度之間相互作用。幹細胞是人體生化和物理屏障，幹細胞要保持其年輕狀態，是由其胞外基質中的糖胺聚醣（GAG）所支持，GAG 使幹細胞與生長因子相互作用，保護幹細胞免於耗盡和過度分化增殖，保持幹細胞處於未分化年輕狀態。細胞發生的增殖或分化過程取決於細胞信號，一旦脂肪幹細胞分化為脂肪細胞，細胞就會被調節來執行合成所需胞外基質任務。

不同來源的脂肪組織，具有不同的微環境與功能。在正常情況下，脂肪組織支撐器官在適當位置，並可通過血管內皮生長因子（VEGF）和血小板生長因子（PDGF）調節信號來促血管生成。其中內皮細胞、血管周細胞以及幹細胞有助於血管重塑，從而增強血管生成。

脂肪細胞儲存來自飲食和肝臟代謝的脂質。在能量需求下，細胞可以降解其儲存的脂肪來供應脂肪酸和甘油。這些脂肪代謝活動受胰島素和腎上腺素等激素的調節。小腸的脂肪組織也會分泌瘦素（Leptin），功能是調控脂肪組織含量。內臟脂肪位於腹壁內腹肌下方，最近發現內臟脂肪是激

素的重要生產者，其中的幾種參與炎症組織反應。其中之一
就是抵抗素（resistin），它可能與肥胖症、胰島素抵抗和
第 2 型糖尿病有關。

　　人體脂肪組織含豐富的脂肪維持健康的皮膚，使人體
器官免受衝擊，在保持體溫和促進細胞健康功能方面起至關
重要的作用。脂肪還可以作爲對抗多種疾病的有效緩衝劑，
比如當某些化學物質或生物物質在血液中達到不安全的水平
時，身體可以通過將其儲存在新的脂肪組織中來有效地稀釋
或減少這些有害物質的立即傷害。這有助於保護重要器官，
直到通過排泄、排尿、皮脂排泄和頭髮生長等方式，來將有
害物質代謝或從體內清除掉爲止。

脂肪組織，再生醫學的大糧倉

　　脂肪組織讓人又愛又怕，是生命生存重要不可或缺的存
在，但也常是人體健康的負擔。脂肪組織加重身體重量，也
加重心臟負擔，也對健康甚至一些審美產生影響，人們有時

希望除之而後快。其實它還有一個重要的角色，就是再生醫
學的大糧倉。可以用於自體脂肪移植，也可以萃取出自體脂
肪中的再生細胞與生長因子，用於再生醫學治療。

　　研究證明，脂肪幹細胞的數量與比例超過了在骨髓中的
骨髓幹細胞。通過抽脂術所獲得的一毫升脂肪組織，包含了
大約一百萬顆脂肪幹細胞，遠大於從骨髓所獲得的幹細胞數
量約 500 倍。所以，脂肪組織是多功能幹細胞的最豐富來
源，可能勝過體內任何其他來源。

　　自體脂肪移植為了醫療與醫美的需要有許多好處，比其
他填充物自然且真實，不會產生排斥的問題，而且脂肪組織
中的成體幹細胞還有一定程度的再生及分化能力，若經過良
好處理，可用於增加組織存活率與再生醫療。在完成補脂醫
療醫美的目的時，有時還可以局部雕塑，一舉兩得。

自體脂肪再生細胞，須經純化處理

　　自體脂肪移植手術所得到的脂肪，必須經過純化處理

後，才能再注射至所需填補的解剖部位。小範圍脂肪抽取移植手術可以使用局部麻醉來進行。獲取脂肪的方法常以微創抽脂進行，部位以腹部最常見，其次是大腿內外側、腰臀等處。醫師再由皮膚切口伸入抽脂探針，接通抽脂器械，會估計需要的脂肪多寡，抽取適量的脂肪 10–300 毫升不等，抽出來的脂肪經過離心或過濾方式將不需要的組織液及油分離出來，以純化脂肪，再透過注射置入想要填補的部位。

其中，基質血管部分（SVF）幹細胞的萃取過程尤為先進，在世界各國已有不同方法，但差距甚多。基質血管部分（SVF）幹細胞中含有豐富的脂肪幹細胞、血液幹細胞、微血管上的血管周細胞（pericyte）與大量的胞外基質生長因子，這些細胞也會在移植處分化為新的細胞。，具有促進組織再生的能力，可使用於再生醫學與醫學美容，提高受體組織細胞的活性，與促進身體健康需求應用。

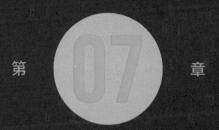

Orthopedics Life Extension Password

SVF 細胞輔助療法，
從自體找到修復寶藏

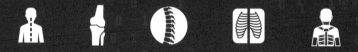

　　從患者自體抽取的脂肪組織中分離出的有效成分是 SVF
（Stromal Vascular Fraction），學名基質血管部分，含有
多種具有修復功能的細胞與細胞生長因子等混合物形成的細
胞群組織，以不同的萃取方法得到不同的組成。在國際治療
與研究上，幹細胞比例較高的 SVF 已稱爲 SVF 幹細胞（SVF
stem cell）。脂肪組織可以調控能量與代謝、炎症反應和
免疫反應的作用，已被認爲是一個內分泌器官，還具有多向

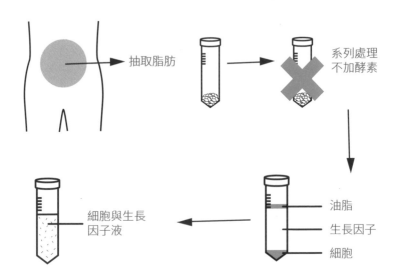

▲圖 7-1　SVF 流程圖

分化潛能的多功能細胞，這些多功能細胞就存在於基質血管部分中。

脂肪組織中的基質血管部分（SVF），是由脂肪組織經分解、離心、提取、過濾，除去紅血球、成熟脂肪細胞、纖維組織與油滴後所得到的。正因為 SVF 易於從脂肪組織中提取並含有豐富的、可塑性極強的脂肪組織來源的各種幹細胞，這使得 SVF 細胞成分及其相應的醫學功能，顯得意義深遠。

SVF 在良好的萃取技術下，可以獲得豐富的脂肪幹細胞、血液幹細胞、微血管上的血管周細胞與大量細胞外基質等生長因子，是最豐富與最具活性的再生細胞的來源。SVF 是幹細胞的重要來源，最早是 2001 年由 Zuk 等人在 SVF 中鑑定出幹細胞時所描述的。

SVF 中還包括其他類型的細胞，包括：內皮細胞、纖維母細胞、周細胞、T 調節細胞、單核細胞、淋巴細胞、血管平滑肌細胞和巨噬細胞。SVF 的內含物有助於組織的再生調節和血管形成，還可以減輕炎症。

SVF 作為再生治療的細胞來源具有許多優勢，它包含豐

富的幹細胞，可以很容易地從患者的自體脂肪組織中提取，組織供應充足，可以通過微創抽脂手術收集，並且脂肪可以重複抽取補充。

超音波震盪，SVF 細胞活性佳

從脂肪組織中分離 SVF 細胞的方法，包括：膠原蛋白酶傳統細胞分離技術與新式超音波震盪兩種。傳統細胞分離技術一般都是以膠原蛋白酶分解細胞與組織間的膠原連結，但有幾點疑慮，即膠原蛋白酶分解需要較長時間，同時作用的時間也需調控，膠原蛋白酶的質與量也需注意，才能保持殘留量與作用的安全性，膠原蛋白酶本身的認證與價格也是重點。先進 BeStem® Stromed 技術通過超音波震盪獲得的 SVF 細胞，不須膠原蛋白酶的處理，除分離效率與安全性更高外，還有較佳細胞的活性和分化能力。此技術 SVF 中擁有大量最新鮮、未培養的多重幹細胞與生長因子，在快速分離最小操作下，做組織填充移植。在多篇發表的國際文獻

表 7-1　傳統幹細胞與先進 SVF 細胞比較表

	傳統幹細胞培養技術	先進 SVF 細胞分離技術
細胞種類	單一種幹細胞。	脂肪幹細胞、血液幹細胞、血管周細胞、血管內皮前驅細胞等。
生長因子與胞外基質	無	豐富
風險	1. 培養過程長，細胞較容易病變。 2. 操作時間長容易受感染。 3. 過程須加酵素、抗生素等。	1. 直接分離，時間短、細胞活性高、比較不容易病變。 2. 操作時間短不容易受感染。 3. 最小操作過程不加酵素、抗生素等化學藥劑。
操作時間	30 天	1 小時

中，對 SVF 的全身系統性的治療，都有陳述與說明。

　　2019 年腦科學雜誌（Brain Sciences）中，歐洲科學家發表的一篇文章指出，一名 48 歲的男性中風患者，嚴重到小腦損傷和左椎動脈幾乎完全閉塞。失去平衡，持續的眩

量疲勞，持續的疼痛虛弱，視力模糊以及食管麻痺而無法吞嚥，該患者被限制在輪椅上。中風後即使經過 2 年每天的物理治療也無法走路。後來他接受了從脂肪組織中分離自體 SVF 治療，通過標準吸脂術獲得了 200 ml 脂肪組織，並將分離出的 SVF 在單次手術過程中靜脈內注射治療。SVF 治療後僅兩周，患者報告感覺疼痛減輕，眩暈程度輕度減輕。3 個月後，他緩慢而穩定地開始在支撐下行走。9 個月後，可以獨自安全行走。12 個月後，可以單腳站立。18 個月後，他的體重減輕了 18 公斤，體重指數（BMI）達到 28.08。 24 個月後，他不再有身體平衡問題的困擾，並且能夠開始騎自行車。在 SVF 治療後 32 個月，他報告感覺完全健康，沒有障礙。

SVF 臨床用於全身各系統疾病

　　幹細胞治療在醫界越來越受關注，從骨髓或脂肪組織分離的自體幹細胞已成爲器官和組織再生的新策略。幹細胞可

以從脂肪組織中取得，數量更多，種類更穩定，並且可以通過標準的脂肪組織抽脂手術分離出來，也從而使它們成爲基質血管部分 SVF 中的重要部分。文獻中 SVF 治療在骨關節炎患者中具有巨大的組織再生潛能。此外，SVF 和脂肪幹細胞（ADSC）已在臨床上用於治療多發性硬化症、慢性心肌缺血、急性呼吸窘迫綜合症、克隆氏症等全身各系統疾病。對於中風患者，除傳統治療包括手術與物理治療外，幹細胞與 SVF 治療也是一種新的補充診療方式。

第 08 章

Orthopedics Life Extension Password

SVF 細胞輔助療法如何實現骨科再生醫學

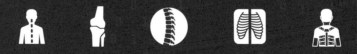

基質血管成分（SVF）裡面脂肪幹細胞的占比，在 2006 年國際文獻中，僅有約爲 0.06％至 4％，爲使用 SVF 提供了治療依據（Kern S., Eichler H.）。

SVF 再生醫學技術大幅突破

到了 2020 年，三軍總醫院在台灣骨科醫學年會上發表 BeStem® Stromed SVF 技術的研究中，幹細胞的占比已經高達 80％，其中，脂肪幹細胞約占 68％、血液幹細胞約占 12％，已大幅超越過去 SVF 傳統技術，爲將來治療的力量提供了重要成分與依據。

要達成骨科再生醫學，必須了解關節的結構組成與生理功能，結合傳統醫學基礎，加上再生醫學科技才能實現。以膝關節爲例，膝關節是鉸鏈型滑膜關節，主要允許屈曲和伸展，以及少量的內側和外側旋轉。它是由髕骨、股骨和脛骨之間的關節所形成。膝關節的解剖結構，包含：關節表面軟骨、韌帶和神經血管供應與外面肌肉控制。膝關節內包括三

個關節——內、外脛骨股骨關節和前側髕骨股骨關節。關節表面襯有透明軟骨，封閉在一個完全互通的關節腔內，這使得再生醫學也能在導入與清洗治療部分發揮作用。

膝關節外，股四頭肌的肌腱連接髕骨與髕骨韌帶，其功能是唯一的伸展膝關節機制，其中髕骨提供了一個支點以增加伸膝的功率與肌肉的效率。膝關節的血液通過膝關節周圍的血管吻合供應，這些吻合是由股動脈和膕動脈的分支所提供。而膝關節神經供應，是由穿過關節外肌肉的股神經、脛神經和腓總神經所提供。

內側和外側半月板，是膝關節內的纖維軟骨結構，具有增加脛骨的關節表面，從而增加關節的穩定性，通過增加上下接觸表面積與彈性，進一步的分散力量來充當減震器。內側半月板還固定在脛側副韌帶和關節囊上，因此，若損壞脛側副韌帶，通常會導致內側半月板撕裂。外側半月板彎曲截面較小，沒有其他額外的附件，因此移動性相當好。

關節內滑囊產生關節液滋養關節軟骨，也潤滑關節內的活動結構，減少這些結構的磨損，但退化時滑囊也會增生發炎組織，造成長期疼痛與加速關節退化。

　　膝關節的韌帶非常重要，能讓關節靜止與活動時維持穩定。像髕骨韌帶是一個股四頭肌的延續，連接髕骨附著在脛骨結節上，是啟動小腿前踢伸展最重要、也是唯一力量來源，對膝關節的穩定同樣至關重要。膝關節兩側內外帶狀副韌帶，它們的作用是穩定膝蓋的鉸鏈運動，防止過度的內側或外側運動。交叉韌帶是關節內兩個韌帶連接股骨和脛骨，它們彼此交叉，因此稱為十字韌帶。前十字韌帶附著在脛骨

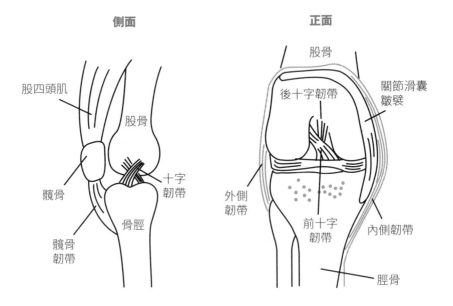

▲圖 8-1　膝關節圖

髁間前區，與內側半月板融合，它向後上升以附著在股骨髁間外區上，可以防止脛骨向前移位脫臼。後十字韌帶附著在脛骨的髁間後部區域，並向前上升以附著在股骨髁間內側區上，它可以防止脛骨向後移位脫臼。

膝關節進行四個主要動作，彎曲與伸直以及內外側旋轉。僅當膝蓋彎曲時才能發生膝關節外旋和內旋動作，如果膝蓋打直時，則在髖關節處進行內外旋轉。

當知道膝關節解剖生理組織學後，就可以了解病患問題與痛苦來源，並制定治療方針與策略，針對問題給予有效治療。

膝蓋骨關節炎治療五項策略

膝蓋骨關節炎治療系統性思考的五大策略如下：

❶ **適當休息與消炎藥**。可以解決初期的膝關節肌肉韌帶組織輕微損傷發炎。

❷ **復健與物理治療**。對於骨關節炎急慢性病患的治療，利用聲、電、水、冷、熱、力、光等物理因子（physical agents）來治療病患，整體來說安全有其部分功效。

熱療可以減輕膝關節僵硬，冷敷可以降低肌肉痙攣和疼痛。各式輔具則在醫療上的應用廣泛且有相當的研究支持，例如：功能足弓鞋墊之應用，也有助於足部與膝部急慢性治療，有些功能健康鞋墊設計理念強調彈性與支撐，「彈性」可吸收在運動及直立靜止時所產生之壓力；「支撐」則保護足部進而矯正並維持踝、膝、髖、脊柱關節正常受力，同時分散減輕足部病灶的不當受力，因此在大部分民眾在足部疼痛時，特殊功能健康鞋墊是治療方法之一。但在嚴重病患的治療，鞋墊屬輔助保守療法，有時仍需要外科手術介入。

❸ **運動治療**。從心理、生理方面，運動治療都對膝關節健康有正面影響。如以運動處方的精神與方法來提升體適能，增進股四頭肌力量，增加膝關節穩定，強化肌肉神經系統健康，進而增進心肺功能，提升整體身體機能，因而確保運動安全、減少運動傷害，並使體重減輕更好控制，而減少

了膝關節負擔，因如此不但可以減輕疼痛並，同時也能改善其身體機能。

❹ **手術治療**。常用於生活品質嚴重受到影響，而保守治療又無效時啟用。但由於膝關節屬於持續惡化難以回頭自行修復的關節組織，因此建議預防重於治療，挽救軟骨細胞退化損傷壞死，以避免更大的侵入式與難以回復之高風險手術如膝關節置換手術或截骨矯正手術等。

微創膝關節鏡手術可以清除膝關節內部退化碎片，修整半月軟骨破損，移除皺壁來減少摩擦內側股骨表面，放鬆外側髕骨與股骨間筋膜減少關節過大壓力，清除有害的膝關節大量滑囊發炎組織，由此解決長期膝關節退化損傷的各種物理性與化學性問題。

❺ **再生醫學幹細胞與生長因子的補充與逆轉**。將大幅改善膝關節骨關節炎的基本狀況，完全改變病患一路下滑的膝健康情形，達成提升生活品質，同時避免了將來膝關節置換的長期醫療風險與高社會成本。再生醫學利用組織工

程幹細胞等相關技術，來促進器官修復與再生。血小板血漿（PRP）富有大量生長因子，可以用於基礎的膝骨關節炎再生醫學。SVF 幹細胞、脂肪幹細胞、軟骨細胞與各種再生細胞，則是更強力的再生修復手段。

表 8-1　膝關節退化之再生醫學策略表

膝關節退化	症狀	病理	再生治療策略
輕度	偶爾痠痛。	軟骨軟化、皺壁增厚。	股四頭肌肉訓練＋血小板治療。
中度	症狀持續超過 3 個月。	軟骨磨損、關節囊發炎、半月軟骨破裂。	關節鏡清創＋血小板治療。
重度	每天疼痛超過 6 個月。	軟骨嚴重磨損、髕骨外翻、骨刺增生、膝關節形變。	關節鏡清創、筋膜放鬆＋SVF 細胞輔助、軟骨移植或幹細胞治療。

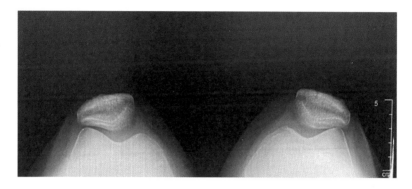

▲圖 8-2

膝關節髕骨外翻是常見膝關節疼痛與疾病的原因，會造成持續性的損傷發炎與退化。可以用微創膝關節放鬆手術與股四頭肌訓練來解決問題與預防退化。

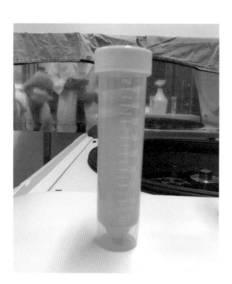

◀圖 8-3

SVF 從自體脂肪快速分離取得，最底層為細胞團，中層含大量生長因子，最上層為油脂需移除。

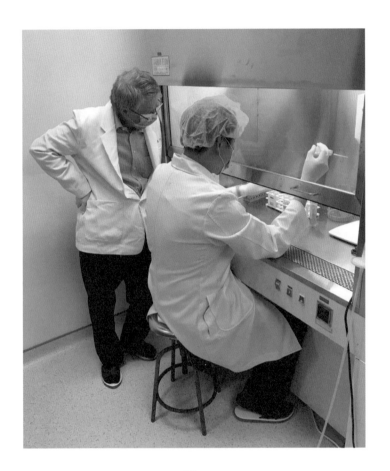

▲圖 8-4

先進 Stromed SVF 分離技術能在不使用蛋白分解酵素，將細胞分離出來，細胞數量與活性都有更佳的表現。

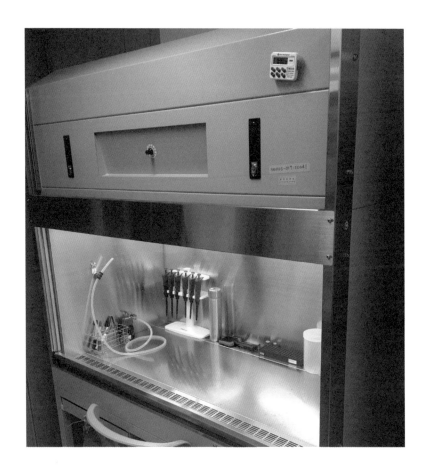

▲圖 8-5

SVF 必須在取得脂肪的同時，開始於無菌操作台裡進行分離技術的執行，如此才是最小操作的精神。

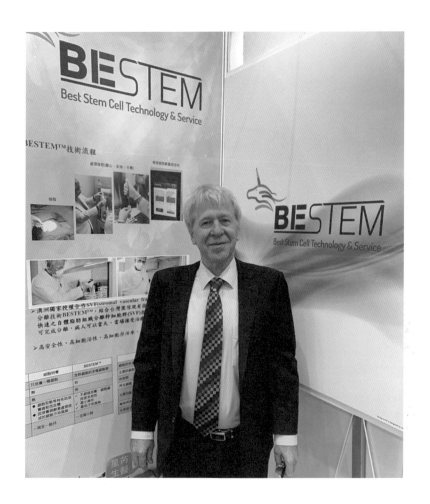

▲圖 8-6

Dr.Wayne Thomas 的 SVF 技術先進，在醫界受到矚目。

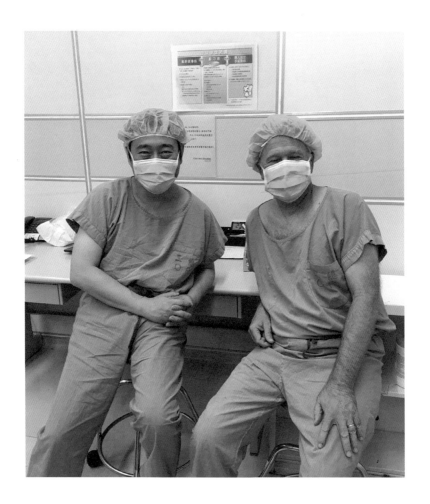

▲圖 8-7

與澳洲國際醫學權威專家合作發展骨科再生醫學。

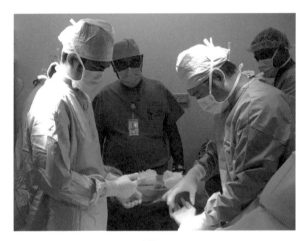

▲圖 8-8

國際醫療中，治療一位手部因為神經與肌肉系統疾病所造成的手部形變。

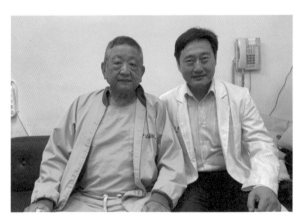

▲圖 8-9

戴念國醫師與恩師運動醫學權威吳濬哲院長致力發展骨科再生醫學。

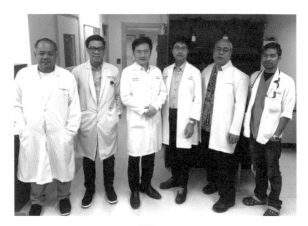

▲圖 8-10

醫療無國界,再生醫學更是打破產業的藩籬,將科技人文醫療與國際化結合發展,突破傳統醫學的極限。

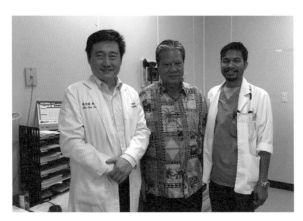

▲圖 8-11

與馬紹爾總統合影,被外派至海外執行國際醫療的同時,並參與訓練當地優秀醫師的計畫。

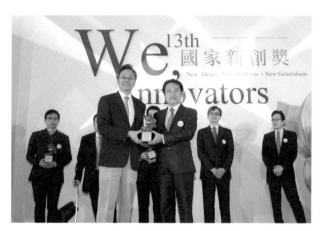

▲圖 8-12

戴念國醫師發明負壓沖洗引流系統，獲得第十三屆國家新創獎，接受行政
張善政院長頒獎。（照片來源：生策會）

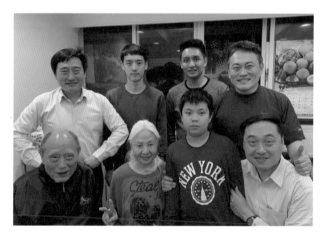

▲圖 8-13

人生有不同階段，每個階段的骨關節健康，都是人生健康活力的最重要元
素組成。

第 09 章

Orthopedics Life Extension Password

細胞治療產業新紀元 ——細胞應用產業的 現況與展望

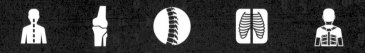

　　細胞治療與再生醫學的發展，其關鍵在製程與技術，而發展的動能與速度在臨床與法規。結合組織工程、SVF 幹細胞與細胞再生醫學，在充分了解病理學性質及其對整個組織和結構的影響，整合傳統醫學再加上適度的運動，促進組織再生和修復，讓疼痛和炎症緩解，藥物使用減少消炎藥的併發症也同時減少，治療效果增加，患者也會因此得到治癒與希望。

　　細胞治療產業在這個需求與趨勢下，持續累積技術能量。衛福部「特定醫療技術檢查檢驗醫療儀器施行或使用管理辦法」於 2018 年開放以來，為讓病患可以得到更好的治療，已有多家生技公司和醫療院所合作。未來隨著細胞治療領域的技術發展和商業化，醫院院所和業界對品質穩定的細胞製造和保存管理的需求將進一步提升，也帶動產業 AI 智慧化導入此一新興領域。

細胞來源組織採集相關技術規範，至關重要

　　根據再生醫療聯盟（Alliance for Regenerative Medicine, ARM） 2019 年的統計結果，全球細胞治療、基因治療開發為主的公司，總數已經超過 950 家。再生醫學產業鏈大致區分為：再生醫學產業上游廠商負責幹細胞收集與保存，中游廠商從事各種類幹細胞開發，下游廠商負責臨床實驗、移植技術與疾病治療。

　　自體和異體幹細胞能夠可靠地進行一定規模複製操作，並具有適當的保證，大量可用功能性的新鮮或冷凍保存幹細胞，根據 cGMP 進行質量控制用於臨床。因此在設計 GMP 條件以供將來臨床使用時，這些細胞的來源組織的採集、分離和儲存有關的技術和醫學問題，變得至關重要。依據當前的細胞療法法規，細胞製劑和衍生物應符合醫學要求，包括：原材料、臨床級試劑和幹細胞設施，以在製備、保存和製造的整個過程中達到並確保質量和安全。

　　再生醫學的上游產業，主要由從事幹細胞收集與保存廠商集合。收集物包括：新生兒臍帶血、間質幹細胞、乳牙幹細胞、受精卵、骨髓、胎盤、脂肪、皮膚等的組織儲存。其製程從組織採集開始，經過分離、檢驗、冷凍儲存、儲存安全維護，以至於客戶管理提領等一系列流程。新生兒的臍帶與臍帶血是取得成體幹細胞的重要來源，亞洲各國多家握有技術能力的臍帶血銀行，例如：台灣訊聯生物科技公司。另外，還有採集儲存周邊血幹細胞的技術公司，簡單抽血不需要全身麻醉取骨髓手術，其醫療應用主要在幹細胞移植及癌症輔助治療，並應用於治療血液相關和免疫系統等疾病，而未來適用此種治療方式的疾病也將持續增加。

　　再生醫學中游產業，係從事各種造血幹細胞、胚胎幹細胞、臍帶間質幹細胞、牙周幹細胞等細胞開發，其製程包括：資料庫搜尋配對、幹細胞冷凍樣本運送管控、幹細胞解凍技術作業程序、細胞治療模型建立、成為合格之細胞供應單位品質鑑定等作業。臍帶血可代替骨髓用作治療癌症及貧血症等多種疾病。臍帶中黏稠狀的中胚層細胞具有極佳的自我更新及增生的能力，可以在體外培植增生分化成骨骼、軟

骨、肌肉、脂肪、神經等組織。乳牙幹細胞醫療應用範圍包含修復牙周病、皮膚、神經、骨骼與糖尿病等。骨髓幹細胞可治癒血癌、抗藥性肺結核、肝硬化疾病等。皮膚幹細胞則可修復皮膚傷疤應用於美容與保養。

再生醫學下游產業，負責幹細胞研究及治療。從事開發細胞療法的公司與醫療單位，應用上、中游廠商開發出的臍帶間質幹細胞、血液幹細胞、牙周幹細胞、神經幹細胞、脂肪幹細胞與血管基質成分 SVF 等，來治療阿茲海默症、心臟病、老年性黃斑病變、糖尿病、腦中風、骨科退化損傷、外科重建手術及醫學美容等領域。幹細胞除應用在醫療本身，也可運用於生技醫藥領域，包括藥物開發與基礎研究。蛋白質新藥的興起，讓幹細胞在製藥領域的需求大增，陸續各大廠投入符合 PIC/S GMP 規範的幹細胞製劑藥廠的行列。在基礎研究上，幹細胞可以幫助了解細胞發育狀況、基因表現、疾病作用的影響，進而發展治療方法。

免疫細胞療法 CAR-T 在美上市，治療複雜的基因、癌症等疾病，其驚人成效也吸引了更多廠商和醫療團隊的加入。誘導性多功能幹細胞（iPSC）的日本發明在多項研究

臨床試驗成果展示下，讓幹細胞治療向前邁進一大步。除用於皮膚、肌肉、骨骼方面的應用，未來誘導性多功能幹細胞的應用趨勢將朝向包括癌症、免疫系統疾病臨床治療和藥物研發上。但以上兩者技術都有相當高的技術與價格門檻。

隨著生物技術不斷創新，跨領域整合療法的研究愈來愈成熟，如：基因定序對癌症藥物開發、AI 精準醫療，在診斷治療和疾病預防照護上也越發重要。為獲取新興應用技術或服務範圍，再生醫學產業在企業併購、聯盟的情形亦逐漸增多，業者除透過合作或授權交易的方式增大能量，重心逐步移至臨床試驗與治療，與醫療單位緊密合作互利共生，更加速醫學科學之進步。

目前細胞治療研發，大部分集中在癌症疾病上的提升免疫細胞活性來增加抵抗力，以及幹細胞產品用來修復受損的組織細胞等。隨著全球生技市場的蓬勃發展，細胞 / 基因治療前景可期。

再生醫學，
為新冠肺炎治療帶來曙光

近來新冠肺炎（Covid-19）疫情在全球肆虐，尋求治療之道成為各國的重要目標，再生醫學領域將進一步進行後續的開發和臨床試驗，在新冠肺炎治療上已帶來一線曙光，美國 FDA 已經在審核幹細胞在新冠肺炎的治療案。

許多廠商積極透過技術授權或其他方式與外國合作，例如：三顧生醫透過日本技術授權，技轉日本 CellSeed 公司層片技術，再結盟日立大廠合資 GMP 工廠，搶攻國際細胞供應鏈。日立近年在全球直接透過併購，逐步完成包括：美國、歐洲、日本等國的全球布局，下一步打算進軍日本以外的亞洲地區，積極獲得強大的製造技術能量及客戶訂單進而擴大市場布局。

由於再生醫療法規的進展，三顧和日立合作在竹北生醫園區建立合資公司，建立接軌全球的 CDMO 平台，希望透過成為日立再生醫療產業全球供應鏈的一環，獲得大廠的既有客戶和訂單合作，一同開拓海外市場。

亞太首例，自體脂肪幹細胞移植困難傷口

　　三軍總醫院配合再生醫療政策，發展細胞治療專業技術，獲准亞太首例自體脂肪「間質幹細胞」移植慢性及滿六周未癒合困難傷口細胞治療。成功讓高齡 80 多歲與 60 多歲的老伯伯，用自己的脂肪幹細胞讓原本長久不癒合、潰爛發黑的困難傷口收縮，再生皮膚，展現出驚人的再生醫學能力。

　　三軍總醫院於衛福部 2018 年 9 月 6 日發布「特定醫療技術檢查檢驗醫療儀器施行或使用管理辦法」後，於同年 12 月率先成立「細胞治療中心」，第一屆主任為知名的細胞治療專家戴念梓教授。之後，三總也通過〈特管辦法〉自體免疫細胞治療癌症、自體脂肪幹細胞治療慢性及未癒合之困難傷口計畫。

　　根據健保署統計，在困難傷口細胞治療中，台灣每年約有 51 萬糖尿病足、褥瘡、靜脈潰瘍等不易癒合的慢性傷口病例，而且每年增加 6%～ 9%。

　　世界各國正逐步進入超高齡社會，65 歲以上人口逾

20%，逐年攀升的長照褥瘡傷口、周邊動脈阻塞疾病族群、各種退化與意外病患，慢性傷口照護已成醫療的沉重負擔。再生醫學有助於組織修復，對病人有具體幫助，是非常具有國際競爭力且值得投入的領域。過去無解的問題，今日能夠透過細胞治療來解決。

細胞治療，糖尿病足皮膚再生

間質幹細胞治療慢性傷口癒合，從動物實驗、到糖尿病友接受細胞治療後傷口快速癒合的成功。過去醫界對糖尿病足造成的困難傷口也束手無策，病患歷經多次植皮無效，透過細胞治療卻奇蹟般再生皮膚，從而不用截肢。在台灣再生醫學細胞治療可以讓 51 萬的慢性傷口家庭，以及長照需求 76 萬個家庭，能有治標治本的新興醫療選擇。

BeStem® Stromed SVF 幹細胞技術作為再生醫學治療的細胞來源具有許多優勢，它有豐富的幹細胞，可以很容易地從患者自身的自體脂肪組織中提取並且細胞量十分充足。

通過微創抽脂採集，一小時快速分離出大量幹細胞與胞外基質生長因子，分離效率與安全性高，有較佳細胞的活性和分化能力，並在細胞純化前得到更多有效細胞與養分。搭配此技術，再結合各大幹細胞廠的 GTP 實驗室，儲存或進一步細胞純化培養，使病患有更多後續的治療能量。此技術的快速、多功能與不浪費的特色將有機會整合醫療能量，並帶動再生醫學產業鏈上、中、下游的發展。

第 **10** 章

Orthopedics Life Extension Password

骨科疾患
再生密碼

   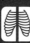

　　身體上下關節很多，當身心壓力變大、缺乏運動，或是老化時，容易發生上下肢活動不順暢、關節卡卡的不適狀況，再生醫學或可提供逆轉機會。

帕金森氏症有機會逆轉

　　帕金森氏症（Parkinsonism）是一種中樞神經系統的長期退行性疾病，主要影響運動系統。症狀通常緩慢出現，隨著疾病的惡化，非運動症狀變得更加常見。早期症狀最明顯的是震顫、僵硬、運動緩慢和行走困難。許多帕金森病患者的抑鬱、焦慮和冷漠也可能出現認知和行為問題。在疾病晚期，帕金森病癡呆症變得常見。帕金森病是由於中腦區域黑質中的細胞死亡引起，導致多巴胺缺乏。平均而言，帕金森病生存率每年降低約 5%。在確定診斷後，生存時間平均為 6.9 至 14.3 年，目前醫學尚無治癒方法，因此相當嚴重。

　　帕金森病目前醫學界在治療上，多半只著重在減少症狀的影響。初始治療通常使用藥物左旋多巴（L-DOPA）、

MAO-B 抑製劑或多巴胺受體激動劑，隨著疾病的進展，這些藥物的效果越來越差，而再生醫學細胞治療是帕金森病的逆轉重要方法。SVF 細胞輔助治療，快速分離細胞數目多、活性高，將是再生醫學的利器，並使拯救帕金森病成為可能與現實。

表 10-1

帕金森氏症自我檢測表	是	否
❶ 手部休息放鬆時，出現顫抖情況？		
❷ 走路姿勢向前彎曲，腳步雜亂？		
❸ 扣鈕扣、穿衣有困難？		
❹ 音調改變，單調小聲或沙啞？		
❺ 寫字變慢、字體變小？		
❻ 身體行動產生斷電、僵硬現象？		

脖子卡卡（頭暈眩、手腳發麻）——
脊柱神經微創再生醫學

　　脊柱是身體最重要的部分之一，它同時完成許多不同的功能包括運動和平衡。跟其他動物不同，人類脊柱允許直立姿勢，還需要保護脊髓和減震。脊柱和椎骨達成全身與大腦溝通時能夠保護脊髓。脊柱還通過背部的骨骼，韌帶和肌肉結構以及周圍神經的複雜相互作用，在整個人體中提供感覺與幾乎大部分的生活功能。

　　脊柱由 33 個椎骨組成，分為五個部分：頸椎、胸椎和腰椎部分以及薦骨和尾骨。頸段七個椎骨除負責頸部的活動功能，並保護從大腦到身體的重脊髓，動脈和神經，由於整個頭部承重活動都集中在頸椎，因此退化長骨刺的頸椎病相當常見。胸部脊柱共 12 節，結合肋骨保持胸架的完整保護心臟與肺臟，由於相當穩定，退化骨刺較少發生，但血流充沛卻是癌症常轉移的位置。腰段五節是整個上半身的主要承重部分，因此退化長骨刺也相當常見。而特別在胸腰椎交會處由於應力轉換，是最容易受傷骨折的地方。脊柱內有中

樞神經與周邊神經的分支，當椎體與椎間關節組織退化變形時，直接壓迫中樞神經與周邊神經，產生極大的影響。當發生問題的時候，其解決之道就是脊柱神經微創再生醫學。

要如何執行脊柱神經微創再生醫學呢？ 輕度脊椎退化患者可以使用保守治療，強化背肌並放鬆肌肉，使肌肉健康活力充足，若慢性背肌筋膜炎發生，則可以用血小板注射激痛點，來達成無害又較為根治慢性損傷的肌肉與筋膜，去除長期發炎、連帶脊柱關節退化的惡性循環。中度脊椎退化患者並有壓迫神經時則可以使用手術治療，強化脊柱與減壓中樞神經與周邊神經，使回復脊柱穩定與柔軟度，並同時訓練背部肌群，達成脊柱健康。當重度脊椎退化患者壓迫神經無法手術治療時，除復健持續強化背部肌群外，下肢核心肌群也要加強訓練，可再用血小板 PRP 保養損傷肌肉或以 SVF 幹細胞再生肌肉神經組織。減少疼痛與炎症，增加活動力與生活品質，延長壽命。

※ 脊神經再生醫學治療方式與計畫案例

63 歲女士頸椎退化神經壓迫，於 30 年前因手部痠麻

症狀，行頸椎手術後情況改善。但於 15 年前症狀又開始惡化，於 4 年前再次接受頸椎手術，術後第二天開始右上肢與右下肢麻木難受，並完全無力也無法活動。之後，除復健治

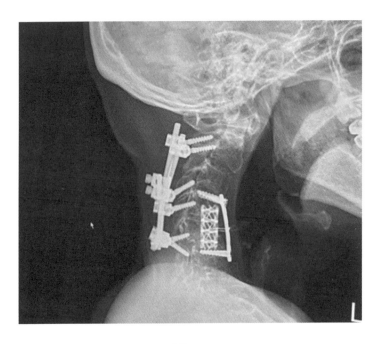

▲圖 10-1

63 歲女士頸椎退化神經壓迫，於 30 年間兩次頸椎手術。第二次手術後右上下肢麻木無法活動，症狀難受無法改善，但頸椎也不可能再次接受手術治療，這已是現代傳統醫學的極限。

療外已無其他治療方法，雖症狀難受無法改善，但頸椎也不可能再接受手術治療，因爲已是現代傳統醫學的極限。在自體 SVF 細胞輔助療程用於局部肌肉神經後 5 天，原本完全

表 10-2 骨質疏鬆分級表

正常	骨質密度與健康年輕人平均值相同或在 1 個標準差內。	骨頭成份有 88% 鈣質與 12% 的蛋白質。
骨質減少	骨質密度低於健康年輕人差值於 1 至 2.5 個標準差之間。	營養缺乏、運動不足，其他疾病。
骨質疏鬆	骨質密度低於健康年輕人差值超過 2.5 個標準差。	骨質少於三分之二、骨折風險高於正常人 9 倍。
嚴重骨質疏鬆	差值超過 2.5 個標準差並曾發生過骨折。	骨折好發於髖部、脊椎、腕部。

無法活動的右手指,已經可以開始活動控制。這也是再生醫學重要的展示,在現代傳統醫學的極限上給予病患安全有效的治療突破。

腰部卡卡(用錯力、背好痠麻)──椎骨微創再生醫學

脊椎骨折是非常常見的老年疾患,病人不用跌倒,一個施力不慎就可能造成脊椎壓迫性骨折(spine compression fracture),尤其好發於胸腰椎交界處,主要原因為骨質疏鬆症。

常見的骨科治療為保守治療,如背架支撐(brace support)與抗骨質疏鬆藥物(anti-osteoporosis drugs)。若需要手術治療,則有脊椎骨釘(spine instrument)與椎體成型術治療(Vertebroplasty)也就是所謂的灌骨水泥,全球 20 年來有不同程度技術的進步。骨水泥(bone cement)的材料其實一直都是椎體成型術最重要的核心。

所謂的椎體成型術，是治療壓迫性骨折的主要治療方法之一，是一種微創手術透過影像導引穿刺，將骨修復材料聚甲基丙烯酸甲酯（PMMA）（俗稱的骨水泥）注入至椎體骨折損傷處，待骨水泥於椎體內硬化後，能夠使骨折處得到良好的支撐，進而減緩患者的疼痛。但 PMMA 於硬化前黏稠度低似水狀，若操作不慎將會造成骨水泥滲漏至椎體外，甚至滲漏至神經上壓迫神經，嚴重者甚至有可能導致癱瘓，或者滲漏至血管內造成肺栓塞，造成致命的風險。

此外，骨水泥於注射後雖可作為穩固的支撐結構，但其固化後之硬度相較於周邊椎體高出非常多，研究指出可能造成臨近上、下椎骨的再骨折高達 1/3 的可能性，而產生了周邊脊椎骨折的再骨折發生與疼痛。

要如何執行脊椎骨折微創再生醫學呢？椎體形變壓迫超過 1/2 的嚴重病患，可以使用脊柱矯正術（kyphoplasty），用微創氣球將脊椎骨折處撐開，再注入骨水泥，藉此改善椎體骨折形變。其中骨水泥將不可吸收高硬度的 PMMA 改用為再生醫學骨漿材料，來降低滲漏與再骨折與持續疼痛的風險。

※ 椎骨再生醫學治療方式與案例

88 歲老伯伯脊椎骨折不癒一個月，腰椎第一節產生空洞化，有很大機會永遠無法癒合。採取含鍶鹽與氫氧磷灰鈣再混以 PMMA，強化骨質並促骨再生，減少骨水泥過硬的問題，並同時增加操作時骨水泥黏稠度，以減少骨水泥滲出與進入血管的風險。術後病患立刻疼痛改善，術後 12 小時恢復良好，建議背架繼續保護支撐一個月。再生醫學骨漿材料能大幅降低手術中的風險與再骨折的機率。

下肢卡卡（常磨損、膝蓋腫脹）——
膝關節微創再生醫學

隨著年齡增長，膝關節也在持續磨損與退化，這個問題並以更加嚴重的方向持續進行，直到完全損壞並造成生活極大的影響與痛苦。人的壽命亦不斷延長，當有好的骨關節，就擁有了繼續健康長壽的本錢。因此台灣一年有約 16,000 人換人工關節來解決痛苦，但不用多說也知道，所有病患都

是不得已而為之，其解決之道就是再生醫學。再生醫學必須整合現代傳統醫學與自然醫學，預防醫學亦是其重要觀念，越早開始啟動骨關節再生醫學，醫療成效越好與醫療支出越少，社會成本越少，社會越健康，國家勞動力越強。越堅持保養關節，關節可以使用越久，人的壽命與生活品質就會更久更好。

　　要如何執行膝關節微創再生醫學呢？膝關節輕度退化患者，可以直接使用血小板 PRP 合併玻尿酸注射保養，可以迅速抗發炎恢復健康。膝關節中度退化患者可以使用微創關節鏡將關節碎片與發炎組織清除，再輔以長期血小板關節治療，可以減緩遏止快速惡化過程直接預防膝關節的嚴重退化與人工關節的置換風險。面對重度關節炎患者，先修整半月軟骨與關節內破損，移除停止皺壁的摩擦內側股骨軟骨表面，清除過度生長發炎的滑囊，放鬆外側髕骨股骨過大壓力。如此減少有害的膝關節大量滑囊發炎組織與軟骨碎片，解決長期膝關節退化損傷的各種物理性壓力與化學性發炎問題。再加上脂肪幹細胞或軟骨細胞治療，或 SVF 幹細胞來有效發揮再生醫學作用。

　　國際研究表明，結合 SVF 幹細胞再生醫學，再加上適度的運動，有望為軟骨再生和修復，降低疼痛和緩解炎症，達成藥物使用減少與避免人工關節手術。

※ 膝關節再生醫學治療方式與計畫案例

　　60 歲女士右膝蓋疼痛斷斷續續兩年之久，有時甚至膝關節會腫脹。近半年常常晚上睡覺也感到疼痛，關節鏡下可見半月軟骨碎片與嚴重滑囊發炎組織引發關節疼痛。以微創器械將軟骨碎片與嚴重滑囊發炎組織清除，移除物理性與化學性的關節退化發炎的引發物質，打下再生醫學的治療基礎後，可再輔以脂肪幹細胞、軟骨細胞或 SVF 幹細胞與血小板注射，促進再生與修復抗發炎，有效避免膝關節持續快速退化難以挽回的局面。

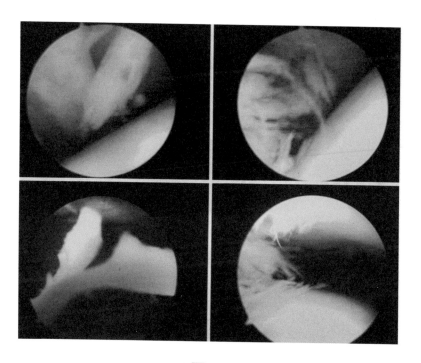

▲圖 10-2

關節鏡下可見半月軟骨碎片與嚴重滑囊發炎組織引發關節疼痛,並產生持續加速退化的惡性循環,最終需要人工關節置換來治療。

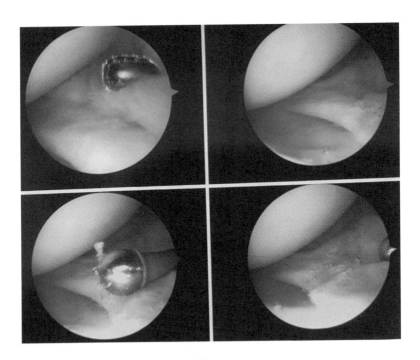

▲圖 10-3

以微創器械將軟骨碎片與嚴重滑囊發炎組織清除，移除物理性與化學性的關節退化發炎的碎片組織，打下再生醫學的治療基礎。

髖骨卡卡（屁股痛、行動困難）── 髖骨骨折微創再生醫學

關於微創再生醫學手術過程與原理，首先，確定骨折的穩定度（stable condition），接著，骨折微創再生醫學希望達成幾個目的：

❶ 是微創小傷口的療程安全破壞少。

❷ 是配合骨骼癒合過程需要的穩定度下，配合傳統醫學固定骨釘骨板等治療，再輔以再生醫學骨替代物材料能提供更多穩定的支架，增加骨折穩定度，以加快病患恢復日常行動與生活。

❸ 是再生醫學材料充填骨折處使宏觀和微觀多孔結構相連接傳導來加速骨生長。

❹ 是通過再生醫學材料自身含有細胞成分或增強成骨細胞和幹細胞的附著力以及蛋白質的吸附，並刺激骨祖細胞（OPC）和間充質幹細胞（MSC）等再生細胞加速骨折癒合。

❺ 是在骨骼癒合自然過程中，搭配適合的休養、復健

和營養等傳統醫學與自然醫學手段來促進骨癒合與全身健康。

※ 微創骨折再生醫學治療方式與計畫案例

父親 33 年前跌倒骨折，換人工關節。我也因此以骨科為我的志向，想更了解如何正確治療骨科疾病，照顧父親也能事半功倍。26 年前，我在台北榮總當骨科住院醫師時，父親接受陳天雄主任成功的再置換手術之後都行動正常。

2020 年 8 月父親不慎跌倒，再度骨折。年事已高，為避免大手術的各項風險，但也要避免長期臥床。決定替他用微創補骨再生醫學治療。以可吸收骨漿與骨粉填補骨折缺損處，其中特殊矽酸鹽材料可吸引蛋白質與細胞，刺激骨祖細胞（OPC）和間充質幹細胞（MSC）來幫助骨骼生長與創建，再輔以血小板生長因子注射。微創骨折再生醫學治療達成增加骨折穩定度，減少疼痛並加速骨癒合的成效。術後當天疼痛就明顯改善，在床上移動已經不痛，接著繼續助行器支撐下床行動，順利恢復健康。

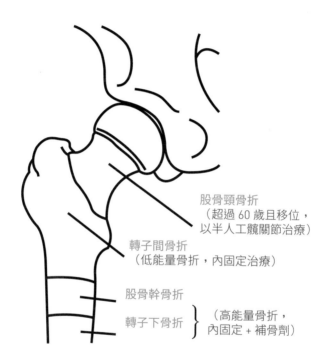

股骨頸骨折
（超過 60 歲且移位，
以半人工髖關節治療）

轉子間骨折
（低能量骨折，內固定治療）

股骨幹骨折

轉子下骨折 } （高能量骨折，
內固定＋補骨劑）

▲ 圖 10-4　髖骨骨折分類與治療關係圖。

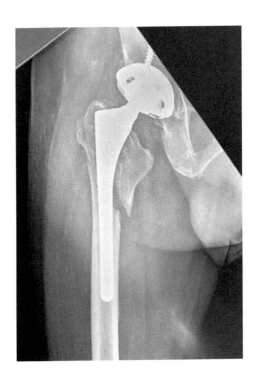

▲圖 10-5

人工關節周圍骨折的治療原則與要素有許多，其手術風險與方式技術要求
高。根據穩定度與病患能接受的風險程度，採用微創再生醫學療法。

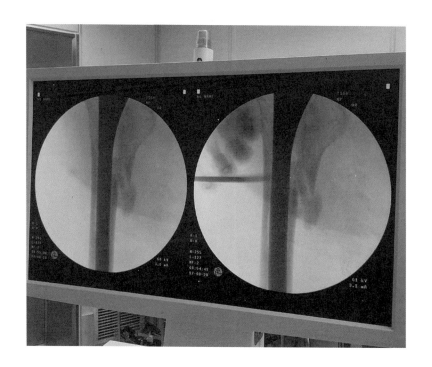

▲圖 10-6

可吸收骨漿與骨粉填補骨折缺損處,其中特殊矽酸鹽材料可吸引蛋白質與
細胞,刺激骨祖細胞和間充質幹細胞來幫助骨骼生長。

肩膀卡卡（冰凍肩、上臂痠痛）——
五十肩微創再生醫學

　　五十肩又稱冰凍肩（frozen shoulder）好發於五十歲上下，醫學正式名稱是「黏連性肩關節囊炎」（Adhesive Capsulitis），發生主因是肩膀關節囊組織發炎，導致肩膀疼痛、無法抬高而難以做到生活所需的穿衣、對側梳頭等動作，同時期還可能也發生旋轉肌腱斷裂的問題。從解剖學來看，肩部旋轉肌腱被肩峰骨與肱骨頭夾擊，長期發炎磨損造成五十肩與旋轉肌腱斷裂。病人因此肩膀疼痛與僵硬、導致難以活動伸展，除了單側肩膀的鈍痛以外，疼痛也可能延伸到上手臂，並可能在夜間加劇、影響睡眠。

　　關於五十肩的高風險族群的其他罹病原因，根據美國骨科醫學會（American Academy of Orthopaedic）指出，包括：糖尿病、甲狀腺機能亢進、甲狀腺機能低下、帕金森氏症、心血管疾病等。若是一段時間無法活動肩膀，身體活動減少的狀況例如：中風、骨折、身體受傷、接受手術等，也會造成五十肩。

表 10-3　**肩部關節旋轉韌帶退化破裂治療分類表**

病程期別	病理變化	傳統醫學	再生醫學
❶	肩峰下關節滑囊發炎、出血，若不動兩周可能造成肩部沾黏五十肩（冰凍肩）。	休息、吃藥、復健。	血小板併玻尿酸注射、每日早晚二次被動活動預防冰凍肩。
❷	旋轉肌腱發炎纖維化，合併表淺磨損活動時疼痛。	休息、吃藥、復健。	定期每 3 個月至半年一次血小板併玻尿酸注射。
❸	旋轉肌小面積全層破裂，靜止時與夜晚疼痛。	手術縫合、肩峰減壓。	手術肌腱縫合、骨刺移除減壓，合併血小板術後治療。
❹	旋轉肌大面積全層破裂，肌腱病變破裂變薄，無力並持續疼痛。	手術鉚釘縫合與肩峰減壓。	手術中組織工程材料修復，術後定期血小板治療。

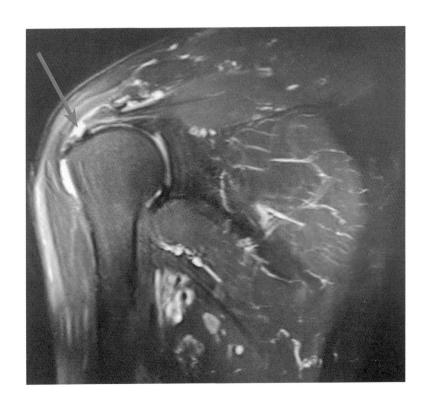

▲圖 10-7

55 歲男性右肩疼痛 6 個月，MRI 可見肩峰骨刺磨損旋轉肌腱造成破裂。

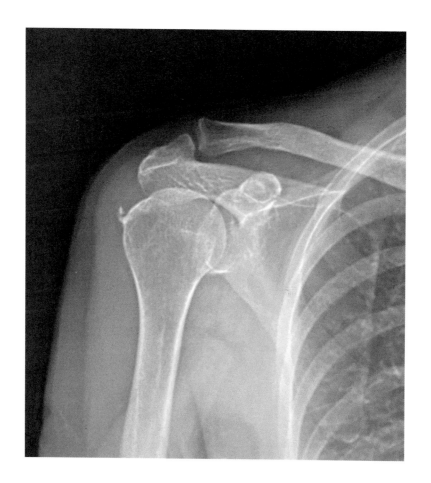

▲圖 10-8

病患 X 光在肩膀無脫位或明顯退化，但旋轉肌腱已經嚴重損傷無法自行修復。

要如何治療五十肩呢？完整的五十肩微創再生醫學治療方式如下，首先確定是否有旋轉肌腱破裂與肩峰骨刺夾擊的問題。美國頂尖骨科醫學重鎮特殊手術醫院（Hospital for Special Surgery）指出，五十肩治療的目標是減少潛在的發炎，預防肩膀逐漸僵硬，也就是預防重於治療。症狀輕微患者非手術的治療通常是第一選擇，可考慮血小板與玻尿酸來治療肩部發炎的問題。較嚴重有旋轉肌腱破裂與肩峰骨刺夾擊的病患，很可能保守治療效果不佳，則須採取旋轉肌腱破裂縫合與肩峰骨刺移除減壓手術，再以膠原蛋白或血小板與玻尿酸等後續再生醫學保養。

皮膚卡卡（久缺損、傷口不癒）——慢性困難傷口再生醫學

慢性困難傷口，是指沒有經過有序、及時的修復過程以產生持續的傷口缺損無法癒合。它可能會持續 4 周到 3 個月以上，可能是由外傷、糖尿病、血管疾病、感染、壓力或

放射線引起的。全世界所有住院患者中約有 2％患有慢性傷口，而老年患者則具有最高的風險，因為衰老會損害癒合過程。這些傷口多達 70％會復發，34％會伴隨感染。

傷口不癒合的病理原因有：循環薄弱、感染、浮腫、營養不足、重複性創傷。關於循環薄弱是因為動脈供血不足，和靜脈功能不全，分述如下：

◎**動脈供血不足**，最常見原因是外周動脈粥樣硬化疾病（PASD）。治療方法可能包括：動脈搭橋術或血管成形術，以打開被阻塞的動脈。

◎**靜脈功能不全**，血液和組織液滲漏並積聚在下肢中。如此造成浮腫循環不良的惡性循環，再進一步發生感染與重複性創傷。當發生困難傷口問題的時候，其最終解決的方法是慢性困難傷口再生醫學。

要如何執行慢性困難傷口再生醫學呢？ 有幾個重要解決方案策略與發展趨勢，在世界慢性傷口大會中被提出，綜

表 10-4 困難傷口治療先進醫學材料分類表

	材料內含物與原理	醫療效果
慢性傷口敷料	1. 不沾黏紗布。 2. 人工皮泡棉敷料。 3. 銀離子敷料。 4. 藻酸鹽敷料。	吸滲液、抗菌、不沾黏、保護傷口。
負壓沖洗與負壓治療	持續負壓沖洗、加藥。	負壓可促進微循環、消腫、增生肉芽、持續沖洗可殺菌滅菌、減少疼痛減少換藥，迅速控制感染。
組織工程產品	膠原蛋白、生長因子、複合式組織工程人造皮膚、大體皮膚。	兼具營養、生長材料。再生促進、保護傷口。
幹細胞與SVF 等再生醫學治療	脂肪幹細胞、SVF 細胞輔助、皮膚幹細胞、牙髓幹細胞等。	以細胞層級提供最快速生長動能與抗菌、抗發炎。

合以下四點：1. 慢性傷口敷料。 2. 負壓傷口治療。 3. 組織工程產品。 4. 幹細胞與 SVF 等再生醫學治療。

　　慢性困難傷口再生醫學治療方式，首先注意血流營養供應，有必要時血管外科醫師會進行暢通血管手術相關治療。同時更要控制感染，最好的方法是清創手術同時使用負壓傷口灌洗引流系統，產生負壓促進微循環時，持續灌洗引流極大化控制感染。

　　有病患兩個月無法控制的關節化膿感染，在負壓傷口灌洗引流系統使用下 7 天感染完全控制。國際文獻表明，持續灌洗引流能減少手術次數與住院天數。若是糖尿病患血流營養問題，則可以考慮使用脂肪幹細胞、血小板 PRP 與 SVF 細胞輔助等相關細胞再生醫學治療，來解決傷口困境。

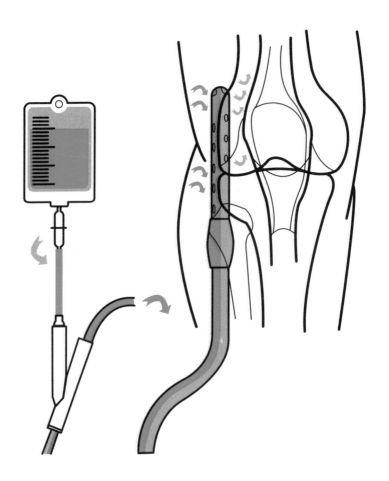

▲圖 10-9

負壓傷口灌洗引流系統，可以產生負壓促進微循環，並持續灌洗引流控制
感染，能減少手術次數與住院天數。

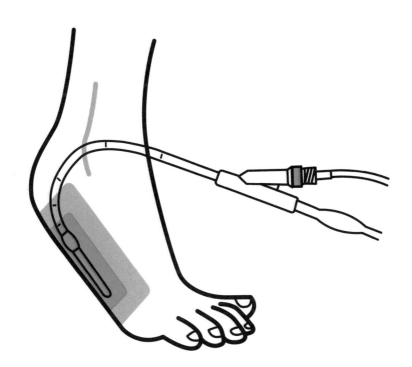

▲圖 10-10

負壓傷口灌洗引流系統,可以搭配先進高分子 PVA 柔性親水支撐敷料產生負壓促進微循環,並持續灌洗引流控制表淺困難傷口感染,並加速傷口肉芽與癒合。

運作模式	正壓液體流入	啟動負壓，液體引流出
小循環	液體流入	開負壓引流
大循環	液體流入	關負壓自然引流
負壓治療	無流入	開負壓引流
自然引流	無流入	關負壓自然引流

▲圖 10-11

負壓傷口灌洗引流系統操作邏輯表，可以產生負壓與正壓液體流動同時促進微循環，也可以控制循環大小並持續灌洗引流控制感染，其理論根據流體力學與輸送現象。

【附件】
特管辦法啟動台灣細胞治療新時代

　　世界各國均將生醫政策列爲國家重點發展之產業，除了制定前瞻的政策外，也透過法規修訂、提供租稅優惠等措施，加速生醫產業的健全發展。細胞治療的開發和許可並不容易。美國 FDA 是全球藥品許可的法規中心。爲了向世界各地的患者提供最安全有效的細胞治療，必須在市場發展與政府監管間取得平衡。但是如何在科學技術的飛快發展與臨床需求大量增加情況下，跟上法規的監管是非常重要的。因著細胞與基因療法領域迅速發展，使其成爲法規協調最困難領域之一。

　　2020 年美國 FDA 公布六項最新的細胞與基因治療指引。這些指引對於將罕見疾病藥物帶入基因治療領域，具有科學意義和法規意義。透過持續觀察和追踪科學，這些指引

將在未來幾年中，不斷幫助生技廠商發展細胞與基因療法。

日本政府為了因應未來超高齡化社會的許多問題，致力促進醫療領域的研發與進步，於 2015 年設置國立研發法人日本醫療研究發展機構（AMED），負責建立與維持醫學領域的研發環境、提供資金和管理。AMED 隸屬於總理內閣及行政機關，協助執行內閣通過的健康政策及日本首相的直轄總部所提出之各項行動計畫。透過此架構，讓 AMED 可全力輔助學界及產業界將其研發科學技術推向商業化。AMED 支持了數千項計畫的運作，包括早期階段的基礎研究和大量的臨床前與臨床研究。AMED 所管理的預算分配，包含重要關鍵領域，如藥物開發、癌症研究與再生醫學為前三大計畫之一。這些數據都顯示了日本政府與 AMED 對推動再生醫學發展及其應用的決心。

為了改善再生醫學的研發現況，AMED 實施「藥物醫材法規科學之研究」專案，此專案致力於藥物醫材法規科學的研究。什麼是法規科學？根據美國 FDA 的簡要定義為：「法規科學是指應用科學，來協助政府針對特定管理項目來制定相關政策及法規。」其目的是為了讓促進再生醫學發展的計

畫更完善，法規與政策必須與時俱進，以適應發展迅速的再生醫學領域，確保法規的更新能完全配合再生醫學發展。

2018 年衛生福利部公告「特定醫療技術檢查檢驗醫療儀器施行或管理辦法」修正條文（簡稱特管辦法），將 6 種安全與有效性可預期之細胞治療項目，歸類爲特定醫療技術進行管理。包括：癌症、腦中風、脊髓損傷、退化性關節炎與傷口治療，在細胞療法大勢所趨的浪潮下，生技業者和醫療產業蓄勢待發。在技術與醫療執行面，如何在現行不斷修正的法規下執行，使再生醫學順利造福人群，持續發展領先國際，使國內醫療再一次爲世界所認同，是整體產業的理想，也是衛福部的目標。希望執行醫師在健全細胞產業的配合下，能發揮細胞醫學的優勢，解決病患痛苦，減少社會成本，增進社會幸福。因此特管辦法將繼續修訂，增列實驗室自行研發檢驗技術（Laboratory Developed Tests, LDTs）的新規範，讓治療的前端診斷和後續追蹤更爲精準。後續並將細胞儲存列入法規管理，藉此提升細胞治療的品質與安全性。

再生醫學中使用最小操作不培養的技術，有初階的高濃

度血小板（PRP）與來自脂肪組織的基質血管部分（SVF）幹細胞，這些在世界文獻都有相關的報導其安全性。雖然異體細胞產品取得較容易，但排斥等風險障礙始終存在，因此在目前法規仍以自體細胞治療為主。在世界各國法規穩健開放與大力鼓勵下，預期細胞治療醫療與產業發展，將產生顯著的正面影響與快速的發展。

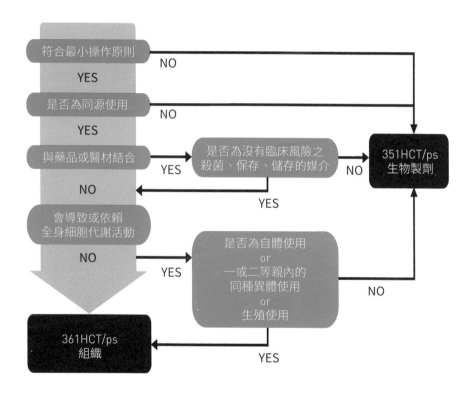

▲附圖 1

美國人體細胞及組織相關產品分類方式

歐盟細胞及組織相關產品法規架構

依據使用與操作之人體及動物細胞或組織的**風險程度**，
以**越趨嚴格**的法規架構管理

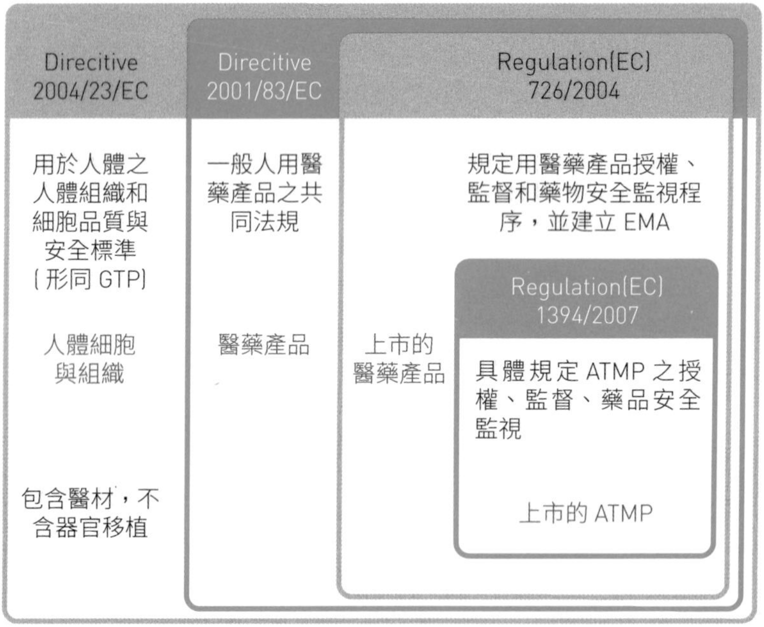

Direcitive 2004/23/EC	Direcitive 2001/83/EC	Regulation(EC) 726/2004	
用於人體之人體組織和細胞品質與安全標準（形同 GTP）	一般人用醫藥產品之共同法規	規定用醫藥產品授權、監督和藥物安全監視程序，並建立 EMA	
人體細胞與組織	醫藥產品	上市的醫藥產品	**Regulation(EC) 1394/2007** 具體規定 ATMP 之授權、監督、藥品安全監視
包含醫材，不含器官移植			上市的 ATMP

▲附圖 2

歐盟細胞及組織相關產品法規架構

日本再生醫學分類方式

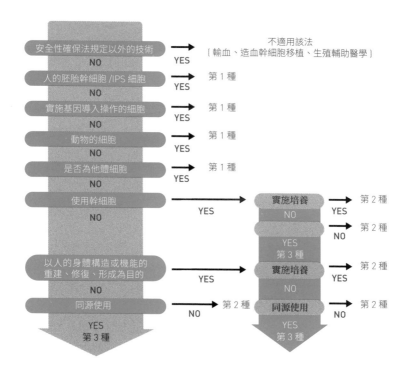

▲ 附圖 3

日本再生醫學分類方式

骨科延壽密碼

作　　者－戴念國
採訪撰述－陳旻苹
主　　編－林菁菁
企劃主任－葉蘭芳
封面設計－陳文德
內頁設計－李宜芝
內頁插圖－CHIEN YI CHUN

第五編輯部總監－梁芳春
董 事 長－趙政岷
出 版 者－時報文化出版企業股份有限公司
　　　　　108019 臺北市和平西路 3 段 240 號 3 樓
　　　　　發行專線－ (02)2306-6842
　　　　　讀者服務專線－ 0800-231-705・(02)2304-7103
　　　　　讀者服務傳真－ (02)2304-6858
　　　　　郵撥－ 19344724 時報文化出版公司
　　　　　信箱－ 10899 臺北華江橋郵局第 99 信箱
時報悅讀網－ http://www.readingtimes.com.tw
法律顧問－理律法律事務所 陳長文律師、李念祖律師
印　　刷－勁達印刷有限公司
初版一刷－ 2022 年 1 月 14 日
定　　價－新臺幣 320 元
（缺頁或破損的書，請寄回更換）

時報文化出版公司成立於一九七五年，
並於一九九九年股票上櫃公開發行，於二〇〇八年脫離中時集團非屬旺中，
以「尊重智慧與創意的文化事業」為信念。

骨科延壽密碼 / 戴念國著 . -- 初版 . -- 臺北市：時報文化出版企
業股份有限公司, 2022.01
　　面；　公分

ISBN 978-957-13-9765-8(平裝)

1. 骨科 2. 生物技術 3. 自然療法

416.6　　　　　　　　　　　　　　110019751

ISBN 978-957-13-9765-8
Printed in Taiwan